Duas bocas

Duas bocas

HISTÓRIAS DE COMIDA E SEXO

Fugu

Copyright © 2011 by Fugu

Direitos de edição da obra em língua portuguesa no Brasil adquiridos pela Editora Nova Fronteira Participações S.A. Todos os direitos reservados. Nenhuma parte desta obra pode ser apropriada e estocada em sistema de banco de dados ou processo similar, em qualquer forma ou meio, seja eletrônico, de fotocópia, gravação etc., sem a permissão do detentor do copirraite.

Editora Nova Fronteira Participações S.A.
Rua Nova Jerusalém, 345 – Bonsucesso
Rio de Janeiro – RJ – CEP: 21042-235
Tel.: (21) 3882-8200 – Fax: (21) 3882-8212/8313
http://www.novafronteira.com.br
e-mail: sac@novafronteira.com.br

Texto revisto pelo novo Acordo Ortográfico.

CIP-BRASIL. CATALOGAÇÃO NA FONTE
SINDICATO NACIONAL DOS EDITORES DE LIVROS, RJ.

F969d
  Fugu
    Duas bocas : histórias de comida e sexo / Fugu. - Rio de Janeiro : Nova Fronteira, 2011.
    128 p. ; 23 cm

  ISBN 978-85-209-2624-6

    1. Relação homem-mulher. 2. Gastronomia. 3. Alimentos. 4. Sexo. I. Título.

                              CDD: 869.98
                            CDU: 821.134.3(81)-8

"Entendo que é possível olhar nos olhos de alguém e de súbito saber que a vida será impossível sem eles. Saber que a voz da pessoa pode fazer seu coração falhar, que a companhia dessa pessoa é tudo que sua felicidade pode desejar e que a ausência dela deixará sua alma solitária, desolada e perdida."

BERNARD CORNWEL

E o esquecimento ainda é memória, e lagoas de sono selam em seu negrume o que amamos e fomos um dia ou nunca fomos, e contudo arde em nós à maneira da chama que dorme nos paus de lenha jogados no galpão.

CARLOS DRUMMOND DE ANDRADE, PERMANÊNCIA

As duas bocas

Uma vez, o médico me proibiu de comer sal.

A primeira semana foi desesperadora. Pescaria de queijo derretido no café, perfume estonteante de salaminho, improvisos alimentares, tudo interditado. Nunca mais poderia estar desatenta ao que botava na boca.

Era um punhado de nada, um tiquinho de sal. Mas foi tirá-lo de mim e nada mais se encaixava. Minha ordem interna dependia daqueles poucos gramas de sódio e eu não sabia.

Nos primeiros dias, minha língua se agitava meio enlouquecida dentro da boca. Procurava o sabor proibido. Dava vontade de lamber tudo que via pela frente, de procurar, garimpar, conseguir. Onde, no mundo, haveria sal?

Depois de algum tempo eu já conseguia capturar o sabor desejado num pedaço de pão, num biscoito, num dente de alho ou num peixe do mar. Era um aprendizado: o do reconhecimento. Aprender a detectar o que se deseja não porque aquilo existe em abundância, mas porque existe — e sou capaz de aguçar os sentidos até percebê-lo.

A interdição me revelou a natureza oculta dos sabores mínimos: as ervas, os cítricos, as pimentas, as nozes, os fungos.

Era nojento comer galinha, fígado ou feijão sem sal, mas nunca peixes, legumes, queijos e carnes tinham me parecido tão surpreendentes, tocados pelo condão de misturas que eu descobria meio maravilhada. E as cores dos ingredientes, as pinturas dos pratos, a textura dos guardanapos, o peso dos talheres, o bordado das toalhas, a maciez das cadeiras, o langor da luz, o ritual dos dentes, a gratidão da boca.

Não por acaso, quando o médico me deu alta, eu tinha me tornado uma boa cozinheira.

Quando acabou o sal de meu casamento, coisa semelhante aconteceu.

No entanto, ao contrário da dieta médica, o sal foi tirado da vida conjugal tão aos poucos que mal percebi. Deixei que meu corpo mergulhasse no sono confortável das relações prolongadas. Me permiti envelhecer. Esvaziada de desejo, me concentrei no que se espera de uma boa esposa. Cuidei de casa, marido e filhos sem jamais lembrar de mim.

Até o dia.

Até que.

Meus olhos esbarraram em um par de olhos castanhos. Voltaram. Pararam. Indagaram. Responderam. Fiquei suspensa ali. No fundo daquelas pupilas brilhavam cristais de sal.

Nos tornamos amantes.

A paixão se espalhou por meu corpo como a comida por minha boca. Consciente de cada poro, de cada sensação, minhas mucosas e minha alma despertaram, não de um sono profundo — o que só me devolveria à noite anterior ao adormecimento —, mas acordaram um novo acordar, uma realidade epitelial e concreta.

Quando imaginei que todas as delícias do sexo haviam se esvaído juntamente com as últimas gotas de estrogênio, vi surgir em mim um novo corpo. Uma carne erotizada, uma sensibilidade capaz de penetrar até os ossos, uma eletricidade nos sentidos em nada semelhante àquela que experimentava anos antes.

Encantada, apelidei meu amante de *Fugu*.

Fugu é um nome mais aceitável do que baiacu, que é como se chama, no Brasil, um peixe de aspecto medonho, capaz de inflar feito balão e ficar mais feio ainda, possuidor de um veneno letal.

No Japão, onde recebe nome de som mais delicado, o fugu é uma iguaria rara. Só os cozinheiros mais experientes podem prepará-lo. Eles não retiram todo o veneno do peixe. Deixam um tiquinho. Na medida certa para inebriar sem matar.

O problema é, como sempre, a medida.

Lidar com fugus é uma experiência sensorial única, tanto para quem os prepara — e adquire um poder quase divino sobre a vida e a morte de seu convidado — quanto para quem os come — e confia ao cozinheiro a dosagem exata que separa o êxtase do envenenamento.

Preparar fugu é prova de sabedoria. Comer fugu é prova de confiança.

Por isso, tempos mais tarde, ele também passou a me chamar *Fugu*. Havíamos nos tornado, cada qual, ao mesmo tempo, cozinheiro e comensal, sacerdote e oferenda, veneno e remédio.

Estamos prestes a completar cinquenta anos — no mar onde vivem fugus não se criam iniciantes. Diante de nós, uma descoberta extraordinária: um corpo maduro e novo, dotado de sentidos complexos, com mais tesão, mais olfato, mais tato e mais paladar.

Foi inevitável que fizéssemos da alcova um lugar de experimentação sensorial. Ali, *slow food* encontrou-se com *slow sex*, e *comfort food* com *comfort sex*.

Da mistura nasceu este livro, feito com nossas comidas preferidas de alcova e de espera: os dois tempos nos quais se divide a vida dos amantes.

O DESEJO ESPICAÇADO

Comidas de alcova são sempre leves, mais entradas do que pratos completos.

À mesa, a entrada é uma crueldade requintada. Finge que alimenta enquanto só atiça a fome. Acorda a boca, prepara os dentes, arrepia as papilas.

E é tudo.

Como o próprio nome sugere, a entrada nos conduz a outro lugar, a outra dimensão. É uma passagem sensorial que nos transporta do mundo vulgar ao mundo do desejo.

Pense em *crudités* lambuzadas em *achoïade*. Agora, compare o poder aromático dessas pequenas porções com o tamanho da sua fome.

Ou melhor.

Compare o tamanho de sua fome com a necessidade social de compostura, o ar blasé de quem jamais precisa de comida para se manter de pé.

A preparação desse prato mágico é muito simples.

A *anchoïade* é um molho provençal de anchovas em conserva. O mesmo ingrediente servia de base para o *garum*, famoso tempero usado na Roma Antiga, onde esse peixe era considerado afrodisíaco.

Para o arranjo de *crudités*, arrume em uma pequena travessa talos do coração do aipo, bem tenros e claros, bastões de cenoura, folhas de radicchio e flores de couve-flor, o que lhe der vontade. Tudo cru, daí o nome. Escolhi esses porque ficam lindos em um arranjo e combinam bem com o molho.

Anchoïade

Em um processador pequeno ou em pilão, ponha as anchovas escorridas e o alho picado. Processe até obter uma pasta e acrescente o azeite, misturando bem. Se quiser o molho bem forte, está pronto. Se preferir suavizá-lo, acrescente creme de leite a gosto.

Sirva na tigela mais bonita que tiver ou transporte em recipiente hermeticamente fechado. No último caso, leve a tigela bonita na sacola.

Para comer — na mesa, na cama ou na banheira —, disponha a travessa com *crudités* ao lado da tigela com a *anchoïade*. Mergulhe os vegetais no molho e leve diretamente à boca — à sua ou à do amado.

Se escorrer um pouco, não deixe de lamber os dedos.

Sejam os dedos de quem for.

---

folhas firmes e vegetais crus: talos de aipo, cenoura em palitos, radicchio, flores de couve-flor etc.

1 vidro de 80g de anchova em óleo

3 dentes de alho
½ xícara de azeite
creme de leite a gosto

―

Germinação

Poucas formas de arte são tão tediosas quanto as naturezas-mortas. Aqueles quadrinhos acanhados, exercícios de estudantes ou dos apaixonados pela geometria, foram, desde seu surgimento, considerados arte menor.

Em compensação, nada mais lúbrico do que uma bandeja de frutas de verdade. Coloridas, carnudas, cheirosas, têm um apelo sensorial muito mais amplo do que a pura exibição visual.

Muito antes de os cientistas desvendarem o mistério da sensualidade das frutas, o catolicismo ligou uma delas ao pecado.

Hoje já sabemos. Toda a estrutura da fruta — suas cores fortes, seu aroma penetrante, a maciez de sua polpa e o sabor de seu sumo — serve apenas para proteger e nutrir a semente até que esteja no ponto de germinar.

Quando isso acontece, a fruta já está madura, linda, gostosa e oferecida. Pássaros e mamíferos não resistem ao seu encanto e devoram sua carne até que, liberta, a semente caia no solo e cumpra seu destino reprodutivo.

A fruta é, ao mesmo tempo, proteção e chamariz.

O processo todo é tão feminino que, embora os cientistas chamem essas estruturas botânicas de frutos, a linguagem popular as denomina frutas.

Não é só o processo. Existe uma aura que as remete diretamente ao sexo feminino. Pode ser a forma, a suculência, a textura. Mas acredito que seja mais a festa cúmplice que se instaura entre fruta e boca.

Fugu sabe disso. Quando me enlaça, segreda no meu ouvido que quer seu damasco, seu pêssego, seu figo.

Afasto as pernas.

Frutas maduras exigem a boca plena para que se abram em seiva abundante. Às vezes com delicadeza, outras francamente gulosa, a língua de Fugu afasta os gomos, expõe o coração da fruta viva, a semente a ponto de germinar.

Quando rompe sua casca, o broto vive e pulsa; treme e se projeta.

A fruta é quente e pede, convulsivamente, para ser engolida.

Para brindar à paixão, Fugu bebe a saliva de seu beijo doce.

O MUNDO DE CABEÇA PARA BAIXO

A DESPEITO DA FEMINILIDADE DAS FRUTAS, algumas lembram os encantos do corpo do amado. Entre todas, a mais exata é a lichia.

À primeira vista, uma lichia é uma fruta bonita, de um vermelho menos óbvio do que o do morango e menos mórbido do que o das ameixas.

A casca é áspera e dura, e pode ser puxada aos pedaços, como a das tangerinas. Mas quando despida, sua carne em nada se assemelha à das frutas cítricas. Não tem gomos, como uma mulher. Pelo contrário, um botão grande e claro, envolto em uma pele muito fina, sugere de tal maneira uma glande que é impossível não o levar imediatamente à boca. A mesma textura, a mesma maciez, o mesmo convite.

Experimente apertar uma lichia entre os lábios, deixar deslizar como se fosse batom, beijar, lamber, prender um pouquinho no interior da boca e devolver para os lábios. Não é uma glande?

A cabeça do pau de Fugu é exatamente como uma lichia madura. Firme, suave, lisa, pronta para escorregar para dentro de minha boca.

Em meio a essa salada de frutas, foi ele que me convenceu a tentar de novo o 69. Nunca achei confortável. Não conseguia me concentrar direito em sentir e provocar tesão ao mesmo tempo. Mas Fugu me dava vontade de reinaugurar os hábitos mais óbvios.

Então, um dia, quando nos viramos, abracei seus quadris como teria abraçado seus ombros. A barriga dele encostada no meu peito não me deixou perder a sensação de contato. O 69 transformou-se em abraço.

Em vez de usar a mão livre para segurar seu pau, deixei-a brincar pela bunda, amassando a carne macia, escorregando pelo vão entre as esferas, procurando novas entradas, o que fez com que o pau vibrasse de uma maneira diferente — como se tivesse ganho antenas.

Abri a boca para minha lichia e deixei-a deslizar para o meio da língua, onde a prendi de leve. Só então relaxei o fundo da garganta como um convite para que mergulhasse até quase me cortar a respiração.

Fiz o movimento de quem vai engolir alguma coisa, mas o pau nunca se deixa engolir. Então o devolvi para o meio da boca enquanto inspirava e relaxava para ser penetrada novamente.

Abraçada à cintura dele, com a cabeça apoiada sobre sua perna esquerda, era como se estivéssemos fodendo mesmo. Uma foda-beijo. Ele penetrava minha boca como se ela fosse uma boceta. Eu movimentava os quadris como se a língua dele fosse um pau.

Depois do gozo, deixamos que nossas cabeças desabassem. E nunca as coxas foram tão parecidas com ombros.

E me senti tão perfeitamente enlaçada.

Foi quando percebi, pela primeira vez, que o corpo dele era todo meu, mesmo que os olhos — esses olhos que eu adoro — estivessem tão distantes.

Na hora em que a saudade me pega de jeito, é sempre dessa cena que me lembro. Do encaixe improvável e perfeito. Da barriga tornada peito, da boca tornada boceta, da língua tornada pau, das pernas tornadas braços, e de tudo ao contrário, o mundo de cabeça para baixo.

Transparências e rendas de tapioca

O que será que há em rendas e tules que tanto atrai os amantes? Será só a brincadeira de esconde-esconde da pele? Ou o desejo de tornar-se inteira transparente, de ultrapassar a carne até que a alma fique exposta?

No mundo concreto do corpo, são raras as comidas translúcidas. A exceção mais notável é a hóstia — não por acaso associada ao corpo de uma divindade. Ninguém se julgaria alimentado com uma coisa tão precária do ponto de vista material. A transparência é a fragilidade transmutada em força. É quase nada transformado no centro do universo.

A transparência é como o beijo. A suavidade que determina tudo o que virá depois.

Não o beijo sôfrego dos primeiros minutos, mas aquele que vem logo depois dos primeiros orgasmos, quando flutuamos nos braços um do outro, os lábios mal se roçando, quase nada, só o cheiro da respiração.

Tesão deixa a boca com perfume de leveduras, o que torna irresistível o beijo de um homem que acabou de tomar cerveja ou vinho. Há um quê de fermentação no desejo, uma promessa de crescimento.

Mas, uma vez satisfeita a primeira urgência, quando abandonamos os domínios da necessidade para ingressar no território impalpável da paixão, a boca cheira a acetona, a sorvete de cupuaçu, a tudo o que é volátil demais para ser retido. Quimicamente, poderia falar em uma overdose de carbono e derivados — o cimento da vida. Cetonas são usadas para fabricar seda, para extrair óleos, e, embora qualquer estudante de química possa desmentir minha hipótese delirante, tenho certeza de que a pequena quantidade de cetonas presente em nosso organismo é capaz de transformar lábios em seda e saliva em óleo com propriedades alucinógenas.

É sempre na hora em que estou embriagada pela segunda prensagem dos beijos de Fugu que penso em rendas e transparências, quando tudo o que cobria o corpo já está amarfanhado pelo chão.

E quando me dá fome, penso em rendas de tapioca molhadas em azeite aromatizado. A transparência combinada com a essência.

Rendas de tapioca

Rendas de tapioca ficam lindas sobre a mesa ou sobre o lençol e resistem muito bem ao transporte.

Para as tapiocas, pego um bom punhado de goma. Tem que ser a goma mesmo, não a farinha industrializada que se encontra nos supermercados. A goma pode ser comprada em feiras ou lojas especializadas. Vem em blocos, é fresca e deve ser conservada na geladeira.

Antes de usar a goma, costumo cheirá-la. O perfume não deve lembrar polvilho. Pode estar muito suavemente fermentada, desde que isso não passe de uma sutileza.

Na dúvida, ou mesmo para apenas ter uma experiência sensorial, você pode lavá-la. Eu sempre lavo.

Ponho o bloco de goma dentro de uma vasilha, cubro com água limpa e amasso com a mão até que esteja completamente dissolvido, transformado em um leite macio que escorre pelos dedos. Brinco um pouco, fecho os olhos, desperto o tato. Então, deixo a vasilha coberta em um lugar fresco — que pode ser a geladeira se o tempo estiver muito quente — até que toda a goma esteja depositada no fundo, formando um bloco firme, e a água que o cobre esteja límpida.

Escorro a água na pia e cubro o bloco do fundo da vasilha com um pano limpo dobrado. Por cima do pano, ponho uma camada de farinha de mesa, que vai ajudar a absorver o excesso de umidade, e deixo que a goma descanse por uma hora ou duas, dependendo da umidade do ar.

Ao fim desse tempo, devo obter um bloco firme de goma, limpo e cheiroso.

Ligo o forno em temperatura máxima. Quebro a goma em pedaços e a passo pela peneira, o que me dá uma farinha úmida. Tempero essa farinha com sal.

Pego uma assadeira retangular e ponho sobre a chama do fogão. Quando estiver bem quente, com a mão vou jogando punhados da farinha de goma do alto, diretamente sobre o metal, de modo a criar uma fina camada que cubra o fundo, mesmo deixando algumas partes mais densas do que outras.

Agora, com um aro ou com uma xícara invertida, marco círculos em meu tapete de farinha e levo a assadeira ao forno — que a essa altura já deve estar explodindo de tão quente.

Vigio. Minha renda deve permanecer branca. Abro o forno quantas vezes se fizerem necessárias para verificar o ponto certo. Quando a farinha se transforma em uma placa delgada e firme, tiro do forno. Com as mãos, aproveito os círculos que fiz com o cortador, obtendo algumas rodelas de beiju, finas e transparentes como pedaços de cambraia.

A tapioca também pode ser feita em uma frigideira limpa e bem aquecida. Basta polvilhar a goma sobre o metal, nivelar com as costas de uma colher e esperar até que se forme uma placa firme. Então, é só virar com uma espátula para que o outro lado também fique bem sequinho.

Colocada na boca, é mais leve que uma hóstia, um suspiro de sabor, um alimento que provoca a mais terrível das fomes sem jamais saciá-la.

Sirva molhada em azeite aromatizado, ou como base para patês, queijos e geleias. Use sua imaginação. Experimente combinações. Banana frita com queijo minas curado e canela. Queijo com mel. Os mais diversos patês. Frango desfiado. Desafie a imaginação. Brinque com sabores e texturas.

200 g de goma de tapioca
sal a gosto

Unta-me

A RELAÇÃO DO HOMEM com as plantas começou com um imperativo. Era preciso descobrir o que era alimento, o que era remédio e o que podia matar.

Ao longo da história dessas descobertas, um grupo de vegetais ganhou status especial. Eram plantas reservadas para uso mágico ou medicinal — distinção que só viria a surgir na modernidade. E a maioria delas fazia mais efeito sob forma de óleo.

Há mais de 6 mil anos, os egípcios já empregavam os óleos de mirra e cedro para embalsamar seus mortos. Foram os primeiros a desenvolver técnicas para extrair óleo das plantas. E se lambuzavam.

Diz a lenda que Cleópatra passava em sua boceta uma mistura de mel e amêndoas moídas para que seus amantes a lambessem. E os óleos sempre foram usados para untar o corpo — com as mais diversas finalidades. Para amaciar a pele, proteger do frio, perfumar, ajudar a cicatrizar machucados, excitar.

Entre os óleos, logo ganhou destaque o das azeitonas, o azeite de oliva.

O uso do azeite é tão antigo quanto as histórias e lendas que cercam o cultivo das oliveiras.

Gregos, romanos e egípcios acreditavam que se tratava de uma dádiva dos deuses. Na mitologia grega, a árvore teria sido trazida por Atena, deusa da sabedoria, para produzir óleos que iluminassem a noite, suavizassem as dores dos doentes e alimentassem os homens.

Não foi à toa que a azeitona ganhou status tão elevado. A oliveira demora a crescer. Antes dos quarenta anos, tem pouca serventia. Só então sua fertilidade desabrocha.

Uma vez que atinja sua maturidade, nada mais detém seu impulso vital. Ela produz seus frutos por milênios. Por isso, é considerada a árvore da longevidade, e foi adorada por diferentes povos.

Ainda hoje encontramos oliveiras com mais de mil anos de idade. São produtivas. O tempo não as abate.

No entanto, quando quero me lambuzar, quando quero deixar Fugu deslizar sobre meu corpo como se fosse um peixe no oceano, prefiro os óleos sem cheiro. Apagamos as luzes, fechamos cortinas, botamos uma música que nos inspire e nos untamos para um ritual só nosso.

Privados do sentido da visão, porque na mais absoluta escuridão, mergulhamos um no outro. Lá pelas tantas, não importa mais que eu abrace um pé, ou um cotovelo. Cega de paixão, deixo que Fugu se transforme em um corpo absoluto, em um ser onipresente, pura carne que se enlaça na minha, buscando entradas improváveis, carícias inimaginadas, um desmoronamento de limites.

Somos bichos, somos deuses, somos a essência da paixão.

Azeite aromatizado

Usar óleo aquecido para extrair o cheiro de flores e plantas é uma técnica milenar. Chama-se maceração e foi a base da maioria dos perfumes da Antiguidade.

Seu primeiro uso erótico é a massagem, quando o óleo, de preferência inodoro, é aquecido diretamente sobre a pele do amado. Macerado assim, o corpo libera seus aromas de um modo inconfundível. É seu perfume pessoal, sua marca olfativa.

No entanto, na cozinha, a técnica produz um azeite intensamente aromático, que pode ser empregado para dar vida a vegetais, pedaços de pão, rendas de tapioca ou o que mais a imaginação gustativa sugerir.

Em vez de flores ou do corpo do amado, usamos alho e também ervas, cascas de frutas cítricas, vegetais, fungos ou pimentas secas, sementes como a de cardamomo etc. Detalhe importante, os agentes aromatizantes devem estar o mais secos possível. Água e óleo não combinam, como você bem sabe.

Ervas secas e pimentas em grão são encontradas com facilidade. Mas azeitonas, cascas de frutas cítricas e tomates, nem sempre. E é importante evitar a umidade não apenas para não interferir na maceração como também para evitar que estraguem.

Dou a receita de minha combinação preferida: dentes de alho inteiros e com a casca, folhas de louro, tomilho, alecrim e orégano. Também gosto muito de misturar nozes com alho. Mas substitua ingredientes à vontade, vá experimentando até encontrar sua mistura ideal.

Pegue um vidro de azeite extravirgem e substitua 1/5 do conteúdo pelos aromatizantes que escolheu. Leve-o ao fogo, destampado, em banho-maria. Se tiver um termômetro culinário, deixe que o azeite esquente até 85º C — sem jamais ferver. Se não tiver o termômetro, desligue o fogo assim que a água der os primeiros sinais de ebulição.

Feche bem o vidro, com o azeite ainda aquecido, e deixe-o descansar, em local seco e escuro, por no mínimo três dias.

O melhor dessa mistura é o modo como reage ao tempo. À medida que os dias se passam, os aromas vão se concentrando, tudo fica mais denso, mais forte, mais perceptível, como se a própria essência do sabor pudesse ser retida na garrafa.

Era assim que se fabricavam perfumes na Antiguidade.

E é no remanso do tempo que se apuram os óleos que dão densidade à paixão.

―――

o conteúdo de uma garrafa de azeite aquecido a 85° C

1/5 da capacidade do vidro em dentes de alho com casca, ervas secas, pimentas, cascas de frutas cítricas, azeitonas, cogumelos ou legumes secos, peixe seco etc.

―――

A Terra gira em nós

Brillat-Savarin, um dos pais da gastronomia e autor de *A fisiologia do gosto*, acreditava possuir mais papilas gustativas do que os mortais comuns.

E não estava sozinho.

É acompanhado por diversos outros gourmands, amantes do vinho, da cerveja, da cachaça, do café, dos sabores especiais.

Todos os glutões possuem a convicção de que suas línguas são especialmente dotadas para perceber sutilezas, detectar nuances, enfim, seriam mais aptas a captar sabores do que outras.

Não deve ser à toa que a gula seja listada como pecado capital — na boa companhia da luxúria. A luxúria é gula espalhada pelo corpo todo. (Assim como a ira seria a raiva espalhada pela alma inteira.)

Santos são frugais.

Nosso paraíso é o excesso.

Deixando de lado a divindade cristã, se os glutões possuem mais papilas gustativas — o que, particularmente, duvido —, os apaixonados deveriam possuir mais poros, mais sensores olfativos, mais artérias.

Dizem os cientistas que não é o número de papilas que determina a capacidade de sentir sabor, mas a quantidade e qualidade das ligações nervosas que elas fazem com o cérebro. Gosto dessa ideia porque traz implícita a sugestão de aprendizado, de construção, de namoro.

Ligações se fazem ao longo da vida. Não dependem de possuirmos um número generoso seja lá do que for, mas de encontrarmos o complemento certo, aquele que é capaz de criar novas conexões dentro de nós, aquele que nos mostra novos caminhos. Como Ruth Reichl descrevendo a primeira vez que comeu um suflê, em *A parte mais tenra*; as anfitriãs de Babette diante da *caille en sarcophage*; Isabel Allende escrevendo *Afrodite* como celebração do retorno à vida depois da morte da filha.

Meu suflê, minha *caille*, minha descoberta é o homem cuja boca desliza na minha, que me sorve com tanto vagar e intensidade que acredito perceber o movimento de suas papilas. Que me faz respirar, boca encostada com boca, quase sem beijo, só o cheiro da saliva fresca, o calor que vem do fundo de seu corpo.

Completamente desligada de tudo o que não seja o beijo de meu amado, quase consigo sentir a Terra girar.

FLUTE DE ROSAS

Não sei se existem mesmo alimentos afrodisíacos. Mas alguns perfumes nos deixam lânguidas. Um deles é o de rosas.

Muito usada na culinária libanesa, a água de rosas exala um aroma intenso e sensual. Misturada a condimentos, como o cardamomo, e a frutas com antiga tradição amorosa, como o figo, a água de rosas produz um drinque perfeito para finalizar uma tarde preguiçosa entre almofadas.

Para acompanhar, pistaches e damascos secos.

Aproveite e brinque de Sherazade. Conte histórias picantes para enredar seu amor.

Flute das mil e uma noites

Ponha a beterraba e três colheres de sopa de água de coco numa xícara. Misture bem e deixe descansar alguns minutos. Coe o líquido, espremendo bem a beterraba. Descarte o bagaço.

Bata no liquidificador a água de coco com o figo descascado e picado.

Numa coqueteleira, ponha 2/3 do suco obtido, 1/3 de vodca, a água de rosas, as sementes de cardamomo e gelo. Bata, coe e despeje em flutes previamente preenchidas até 1/4 com gelo picado. Antes de servir, pingue delicadamente o suco de beterraba, só para ruborizar.

Também fica ótimo como drinque não alcoólico. É só não acrescentar a vodca.

Enfeite a bandeja com arruda — vai afastar quem inveja seus suspiros. Se não tiver arruda em casa, enfeite com um galhinho de árvore da felicidade, só para suspirar melhor.

---

1 colher (de sopa) de beterraba crua ralada (opcional)*
250 ml + 3 colheres (de sopa) de água de coco
1 figo maduro
1 colher (de chá) de água de rosas
vodca
gelo picado
sementes de cardamomo

---

* O sabor da beterraba é discretíssimo neste drinque. Ela entra mais para tirar a palidez da mistura. E também para evocar o clima de um livro delicioso chamado *O perfume de Jitterbug*, de Tom Robbins. Infelizmente, a edição brasileira está esgotadíssima. Mas vale a pena procurar num sebo, ou ir atrás da edição da Bantam/Random House, *Jitterbug Perfume*.

Buceta ou boceta?

A BOCETA É PORTUGUESA, gorducha e rodeada de pelos negros e macios.

A boceta é maternal e devoradora, forte o suficiente para povoar a costa brasileira engolindo espadas lusitanas — aquelas que, não importa o tamanho, são feitas do aço mais tesudo e disposto. A boceta parideira combina maravilhosamente com a espada do conquistador.

A buceta é brasileira, multicultural e vira-latas. A buceta é polaca, é francesa, é africana, é japonesa. Não tem pedigree, tem fome. Não quer povoar, não quer ser imperatriz, não quer expandir. Combina maravilhosamente com o passaralho desenhado no banheiro do botequim (cujo dono é português, com certeza...).

Agora me diz, qual é a mulher que não alterna sua boceta com sua buceta? Que não é maternal e safada? Que não é perigosa e devoradora? Que não faz filho e poesia?

A boca é a mesma, só muda a grafia.

Chuva e dendê

Faz calor na capital da Bahia. Andamos pelas ruas embrulhados no ar úmido, abafado e espesso do fim de abril. O céu parece ter sido coberto pela barriga do bicho escuro do desejo. Fugu roça em mim como um gato solto pelos telhados. No limite entre a discrição e o escândalo. Entramos numa casa noturna, bebemos um espumante para refrescar a boca queimada de um acarajé recém-devorado e celebrar a paixão. Somos tudo o que saliva, tudo o que arde, tudo o que espuma e ferve. Somos a fome mansa e persistente que sempre nos conduz de volta aos braços um do outro. Vamos para a pista de dança, Fugu me abraça por trás e se esfrega descaradamente.

Dia seguinte, ainda preguiçosos como uma roupa velha, caminhamos pela praia e almoçamos na Dadá — uma gigantesca palafita que avança sobre a areia e se joga sobre as ondas da praia de Patamares. O mar entra pelas vidraças e quase ressuscita os peixes, ostras, camarões, polvos, maturis, lagostas, siris e caranguejos que se banham em dendê e leite de coco dentro de alguidares fumegantes dispostos sobre três mesas enormes.

Somos pescados pela boca, pelo nariz e pelos olhos. O cheiro do mar unifica sentidos e sensações: as águas revoltas que prenunciam a chuvarada, a comida que borbulha, as maresias secretas que se agitam nos recôncavos do corpo.

No vaivém entre nossa mesa e os pratos que se exibem, Fugu chega de mansinho, passa por mim como se não houvesse espaço, como se o salão imenso estivesse lotado de gente. E se esfrega como se fosse um gato.

Repete o gesto a caminho do carro — a dança mínima dos quadris evocando lembranças de encaixes perfeitos. De leve, quase num lamento, porque os dias que passamos juntos chegam ao fim. Estamos perfumados de dendê, aquecidos de pimentas, amolecidos de tesão satisfeito e sempre renovado, mas a tarde está morrendo. É hora de pegarmos o voo de volta.

O bicho água desaba sobre a cidade. O céu clareia, mas uma cortina líquida impede que se veja a linha do horizonte. O único futuro que nos move é o que cozemos, em fogo baixo e lento, sobre a chama sempre acesa da paixão.

Subterrânea e explosiva, a relação dos amantes não reivindica estatuto de nobreza. Toda feita de delícias ocultas, faz lembrar o sururu do manguezal, um molusco muito usado na culinária nordestina.

Ao contrário do sururu de pedra — grande, rosado e encontrado no mar —, o sururu do mangue é pequeno e acinzentado. Típico de Alagoas, onde existem lagoas salinas cujo fundo é rico em matéria orgânica — lama, para quem não tem nojo das palavras —, é perfeito para caldos e moquecas.

Pouca gente se dá ao trabalho de admirar o fundo das lagoas. No meio do lodo, tudo parece morto, mas fervilha uma vida miúda e fértil. É dali que sai o sururu do manguezal, com sua carne escura e sábia. Ele conhece bem os mistérios da ressurreição. Consegue restaurar nossas forças exaustas, trazer vida ao corpo exangue.

Cada gole de caldo de sururu nos diz, baixinho, não desista, vamos começar tudo outra vez.

Caldo de sururu da Dadá*
(para 10 pessoas)

Bata os temperos com metade do leite de coco. Numa panela, coloque o sururu com os temperos batidos e os azeites de oliva e de dendê. Acrescente o leite de coco restante e cozinhe por 15 minutos. Sirva bem quente.

---

1 kg de sururu cozido, já sem a casca
6 tomates picados
4 cebolas médias picadas
1 pimentão pequeno picado
7 galhos de coentro picados
1 xícara de azeite de oliva
2 litros de leite de coco
1 colher (de sopa) de dendê
sal a gosto

---

* Esta receita foi tirada do livro *Tempero da Dadá*, Editora Corrupio, Salvador, Bahia, 2005.

Suflê para lembrar na boca

Entre o calendário, as panelas e o fogão, o movimento contínuo de insuflar vitalidade para dentro dos pulmões inspira a feitura de suflês.

Doces, claro.

Lufadas quase imateriais de conforto e prazer.

Assim que é recebido pela língua, o suflê desaparece e deixa um rastro de sabor em seu lugar. É mais sedução do que compromisso. Mais informação do que comida. Por isso mesmo, é capaz de embriagar os sentidos. Volátil como o álcool, desorienta a expectativa da boca. Ri de sua vontade de mastigar e some no palato, deixando em seu lugar uma lembrança persistente de doçura.

Como as tardes apaixonadas passadas com Fugu. No fim das contas, quando chega a hora da partida, tudo parece ter sido tão breve.

Saio pela rua rindo sozinha, respirando fundo, com o corpo trêmulo e a alma leve — como deve ser um bom suflê.

Suflê para lembrar na boca

Unte uma forma de suflê com manteiga, polvilhe com açúcar e retire o excesso. Reserve. Ligue o forno entre 200 e 220º C e deixe esquentar enquanto prepara a massa. Ponha a manteiga e o creme de leite numa panela e leve ao fogo até que a manteiga derreta e a mistura comece a levantar fervura. Apague o fogo, junte o chocolate e mexa bem para obter um creme liso e brilhante. Acrescente o licor e bata até que esteja totalmente incorporado.

Despeje o creme numa tigela e acrescente as gemas, misturando bem. Reserve.

Em outra tigela, bata as claras em neve. Junte o açúcar de confeiteiro aos poucos e bata novamente, mas sem exageros.

Ponha duas colheres fartas das claras em neve na tigela onde já está o chocolate e misture para deixar o creme mais leve. Em seguida, despeje o resto das claras e mexa com muito cuidado, trazendo o creme do fundo para a superfície, até obter uma musse uniforme. Despeje na forma untada e leve ao forno.

Fique de olho, mas quem vai dar o ponto certo é o seu nariz.

Na hora exata, o suflê perfuma a casa inteira com um cheiro estonteante de chocolate.

Pode abrir o forno para espiar sem medo. Ao contrário das receitas que levam farinha, esta não se intimida com mudanças de temperatura.

No ponto certo, ele deve estar inflado como um namorado apaixonado, firme nas bordas, mas ainda ligeiramente trêmulo no centro.

Sirva logo — o suflê é um corpo ardente, sofre demais com as esperas e pode murchar se esfriar —, acompanhado com uma bola de sorvete de creme ou baunilha.

3/4 xícara de açúcar de confeiteiro

250g de chocolate meio amargo picado em pedaços pequenos ou ralado

20ml de Cointreau ou Grand Marnier

6 colheres (de sopa) de manteiga sem sal

4 colheres (de sopa) de creme de leite fresco

4 gemas

7 claras

açúcar comum que baste

O MUNDO A SER DEVORADO

No adulto, a alimentação é um dos poucos atos que mobilizam quatro dos cinco sentidos: visão, tato, olfato e paladar. E até mesmo o quinto — a audição — pode entrar na brincadeira se considerarmos o batuque que nossos dentes produzem ao esmagar nozes, legumes quase crus, talos de aipo, grãos etc.

Quando comemos, a boca experimenta uma algazarra polissensorial. Uma farra. Um carnaval cujo carro alegórico mais imponente é representado pelo olfato, que responde por oitenta por cento do sabor da comida.

Além da boca, nenhum outro órgão do corpo é tão capaz de absorver sensações diversas e combiná-las de maneira tão irresistível desde o momento de nosso nascimento.

Assim que saímos do útero, o mundo inteiro cabe num bico de seio e o bico do seio cabe na nossa boca. O bebê come o mundo. Dali vêm cheiros, sensações, gostos que ele imediatamente associa à saciedade — que é tudo o que entende da vida até então.

Depois, quando crescemos, algumas sensações — como o tato — vão se amortecendo.

Imagino que a natureza tenha tido suas razões para refrear o prazer das sensações táteis da boca em crescimento e suspeito que uma delas sejam os dentes. Seria difícil conviver com eles se a cavidade bucal fosse ultrassensível.

Quando deixamos de ser bebês, o tato da boca passa a trabalhar em segundo plano.

Desde que ficamos grandinhos, nunca mais chupamos a ponta do tapete, não lambemos mais o chaveiro que os pais esqueceram sobre a mesinha, não mastigamos a mecha do cabelo que a mãe deixou cair, displicente, sobre os ombros.

Conhecer o mundo pela boca é coisa de quando ainda éramos banguelas. Com a chegada das presas, passamos a desconfiar.

Ainda bem.

Não temos mais papai e mamãe por perto para avisar que a tomada não deve ser experimentada com a língua. Ao ganharmos dentes, ganhamos também mais paladar, mais olfato, mais visão e mais discernimento. Agora, preferimos bife à milanesa à ponta do rabo do gato — mesmo que a segunda alternativa possa ser tão mais divertida. O tato migra para outras áreas e só permanece na boca como alarme ou prazer secundário.

É natural que seja assim.

Só o que subverte o planejamento tátil da natureza é o beijo.

O beijo chega à boca adulta como um amante ao casamento desgastado.

É um intruso desejado. Não era para estar ali. Sua presença desorganiza, grita bem alto que é possível tornar tudo melhor, muito melhor, desde que estejamos dispostos a resgatar alegrias abandonadas pelo meio do caminho.

Como quando ainda não tínhamos dentes e achávamos que o objeto de nosso desejo era comestível.

Mais do que devolver o tato à boca, o beijo o faz reviver como sentido primeiro.

A boca tátil é tenra, desprotegida, destemida e curiosa.

Ao se aproximar de outra semelhante, precisa compreender quem é aquela que provoca tão intensa emoção.

Igualmente entregue, igualmente desprotegida, igualmente destemida, a outra boca devolve a pergunta.

Então, as duas precisam beijar de novo para não compreender ainda mais.

Para ficarem úmidas de questões não respondidas, aquecidas de expectativas. Quando beijo Fugu, encho minha boca de indagações e faço delas alimento.

Ondas altas

A paixão chega em ondas, como essas que arrebatam nossos pés do chão e projetam nosso corpo para o alto. Por isso, como com Fugu temakis de *ikura*.

A rigor, *ikura* é o nome genérico para ovas de peixe. Mas é mais usado para designar as ovas de salmão marinadas no sal. Lindas, delicadas e sensuais, as pérolas rosadas levam nossos olhos a sorrir antes mesmo de pensarmos em comê-las. Um belo prato com *ikuras* é um convite visual lúbrico.

Só de olhar, dá para antecipar o frescor das esferas transparentes estalando contra o céu da boca. O gosto forte das maresias. A sugestão cromática das mucosas.

A perfeição de forma, cor, sabor e textura da *ikura* tem um segredo. É preciso extrair as ovas no momento preciso em que o salmão sai do mar para o rio. É quando elas já estão completamente formadas, mas seu destino reprodutivo ainda não passa de projeto. São apenas uma promessa de fertilidade.

A *ikura* na bandeja é essa promessa trazida para a alcova. Melhor ainda porque, perto dos cinquenta anos, as fertilidades buscadas são outras. Uma explosão de mar na boca, como se uma onda tivesse acabado de fazer das línguas sua praia. Um sabor que se espalha, ocupa os espaços em mínimas e sucessivas arrebentações. Para acompanhar, um bom espumante — e o palato pipoca em fogos de artifício como num secreto réveillon. Os olhos brilham, a garganta cintila, a pele se cobre de memórias de praia e sol.

Depois da última mordida, Fugu prende os cabelos da minha nuca entre os dedos e puxa minha cabeça para trás.

Quando me beija, sou jogada num abismo invertido. Como se eu estivesse deitada na proa de um barco e ondas altas me projetassem na direção das estrelas.

Aguardente

Mesmo no paraíso dos amantes há dias de fúria.

Hoje, quando Fugu me beija, deixo de lado a candura e devoro sua língua. E deslizo minha boca pelo seu peito, mordo seus pelos e ouço seu suspiro.

Ao contrário de sempre, não sorrio. Em vez de passar lábios delicados e provocantes pelo seu pau, afasto a cabeça e me limito a observar enquanto ele se ergue aflito. Vejo seu rosto relaxado, seus olhos cerrados, a boca semiaberta num quase sorriso.

Fugu ainda não sabe. Ainda espera minha carícia dócil. No entanto, com a mão direita espalmada, acomodo a parte de baixo do seu saco entre o indicador e o polegar da minha mão direita e junto as pontas dos dois dedos com firmeza.

O susto que atravessa seu rosto não desfaz a confiança com a qual ele se entrega. Nem assim, tão preso e vulnerável, se debate. O pau desenha uma esplêndida ereção, aproximo a glande da minha boca e a puxo para dentro com um movimento decidido.

Nessa hora, Fugu é meu. Entregue, desprotegido, a alma em carne viva, ele é só seu pau, e seu pau é todo meu. Aperto os dedos no mesmo ritmo acelerado que imprimo à boca. Uso o polegar da outra mão para deslizar com segurança sobre o tendão que vai de sua glande até seu cu. É o cordame que enfuna suas velas. É o nervo dos ventos e tempestades. É por ali que conduzo minha nau, que fabrico rotas invisíveis sobre o oceano.

Agora sim, sou senhora dos seus mares. Sou a corsária que rouba o mapa do seu tesouro. A pirata que vai fazer sua vida se esvair em água. Quando seu pau dá o primeiro soluço, aperto os dedos e conduzo a primeira onda ao céu da minha boca. Assim, uma após outra, em vagas cada vez mais altas, em gritos cada vez mais fortes. Até que eu beba sua vida transformada na espuma que sobrou da ressaca.

Sorrio.

Fugu ainda geme. Seus dedos de gaivota desarrumam meu cabelo.

Sobrevivente da minha raiva, novamente senhor dos seus caminhos, levanta-se em passos trôpegos, pega na cabeceira uma caipirinha de tamarindo bem forte.

Ainda há muito o que arder nessa noite.

Caipirinha de tamarindo

Noites assim são cítricas, ácidas. E pedem bebidas de igual teor.

Minha preferida é a caipirinha (ou sua variante, a caipiroska).

Como regra pessoal, uso cachaça (de boa qualidade, por favor) com frutas ácidas e vodca (idem) com as mais doces.

Cachaça é imbatível com limão, maracujá, caju (céus, como é fantástica essa mistura), tamarindo, pitanga, kiwi, tangerina e uva.

Vodca simples cai bem com lima-da-pérsia, melancia com manjericão, morango (que é ácido, mas fica bom demais com vodca).

E as vodcas aromatizadas são um caso à parte. Tem que ir experimentando para descobrir suas misturas ideais.

Pessoalmente, amo a aromatizada com mandarino na caipiroska de lima-da-pérsia; a de baunilha na de frutas vermelhas; a citrus com tangerina e gengibre.

Mas aqui eu falava de dias ácidos, de agressividade contida.

E aí a caipirinha de tamarindo é imbatível.

Como a fruta é difícil de ser encontrada, o jeito é usar a polpa congelada, que pode ser comprada em sachês no supermercado.

Use um sachê de polpa, duas doses de cachaça, açúcar a gosto. Bata vigorosamente numa coqueteleira e jogue sobre pedras de gelo que já esfriam seu copo.

Não há raiva que resista.

---

1 sachê de polpa de tamarindo congelada já meio derretida
2 doses de cachaça
açúcar ou adoçante a gosto
gelo à vontade

A ORQUÍDEA COM ALMA DE GATO

A VAGINA TEM O FEITO DE UMA ENGUIA pelo avesso, mas sua alma é de gato. Precisa se espreguiçar, ronronar um pouco, para só depois arrepiar, estremecer e saltar em choques convulsivos.

Movimentos bruscos, longe de torná-la mais sensível, fazem com que a carne se prepare para as situações previstas pela natureza: dar passagem a um bebê de três quilos, por exemplo. Sábio, o corpo reduz sua sensibilidade. E nem é besta de se abrir feito orquídea carnívora.

A delícia é lenta e mesmo quando tenta repetir o movimento é recebida de maneira diferente. Quando percebe o segundo toque, a mucosa não é mais a mesma que recebeu o primeiro. Teve tempo para eriçar-se e dirigir sua atenção para espaços cada vez menores, mais sensíveis, mais abertos e ávidos.

A vagina deve ser acordada com vagar.

Só quando já está completamente desperta ela vira bicho, um bicho de boca muito aberta e todos os sentidos em festa.

E é aos uivos que avisa: agora, meu amor, agora me come com força e vigor.

Malbec

A saudade deixa a carne perturbada e intensa — e a alma segue junto abanando o rabo.

Estou sem Fugu no clube de vinhos e é nesse estado que olho para a taça: incompleta.

É dia de provar argentinos. Cheiros do Sul. Um aroma de couro e leite se desprende das taças. Pelica. O cheiro da barriga de um bicho novo, o cheiro de uma barriga macia numa manhã de inverno.

Hoje o ar é todo feito de rubis, e meu nariz mergulha na taça como uma boca faminta. Rodopio o vinho, tento incorporar seu espírito como quem se deixa tomar por uma entidade em um terreiro. Ainda não abri a boca, ainda sou toda olfato.

Tento decifrar mais aromas quando um cheiro estrangeiro invade a área. Axilas aquecidas numa tarde de outono. Folhas douradas.

Olho para o lado e percebo que a penugem do braço do companheiro de mesa é vermelha. Ele é novo e ruivo. Ele parece um vinho bom.

E vem do corpo dele o cheiro que sinto.

Insônia

Uma das histórias que mais me impressionava em criança era o relato da maneira como se busca o local para cavar um poço. Segurando um pedaço de madeira em forquilha, a pessoa percorre largas extensões de terra até que, de repente, a ponta do pau inclina-se vivamente na direção do solo. É ali o lugar onde se encontra oculta a água.

Lembro disso num momento de insônia.

Quando passo algumas horas com Fugu, o resto do tempo torna-se insignificante. Nada mais me concentra, nada mais me prende, nem mesmo o sono. A madrugada avança e ainda tenho a boca plena de lembranças de beijos que se tornam melhores a cada dia. De toques que amadurecem.

Quando nos conhecemos, Fugu beijava minha boca como quem prova um prato de outro país — entre a cautela e a curiosidade. Agora, me engole como quem tem diante de si todos os cardápios do mundo.

Hoje, me pega com a mão cheia. Me deita, se ajoelha entre minhas pernas, espalma as mãos nas minhas coxas, abre e levanta meus joelhos, apoia a sola dos meus pés em seu peito.

Sentir a palma das mãos de um homem provoca em mim um movimento instintivo de entrega. Fugu percebe e deixa que o pau desfile, soberano, pelo caminho que vai da minha bunda até o começo da barriga. O caminho é régio e quem o percorre é meu príncipe. Mais do que provocar — o que o diverte imensamente —, Fugu me estuda. Quer saber o que peço sem pedir, quer adivinhar a linguagem secreta do corpo amado. Por isso, me diz para ficar quieta. É um nobre, mas age como o camponês que busca onde cavar seu poço.

Vara em riste, percorre o território até que a terra a faça tremer.

A hierarquia da carne

São consideradas nobres as partes mais tenras do animal: o *maigret* do pato; o filé-mignon do boi; o corpo do vitelo; a perna do cordeiro. Costumam ser as partes do corpo mais descansadas, jovens, menos exigidas no dia a dia.

Para conservarem sua suavidade e sabor, pedem pouca intervenção, pouco tempero, pouco cozimento. Servidas quase ao natural, despertam em nós, humanos, um instinto sensual próximo da crueldade: a maioria delas deve umedecer nossa boca com sangue. Bem passadas, perdem sabor, tornam-se duras, ressecadas, intratáveis como um lorde contrariado. São as carnes da lassidão, do ócio, da preguiça.

Nobres mesmo.

Não desprezo nenhuma delas — tirando o fígado gordo do ganso, que me sugere tanto sofrimento que o prazer da boca se esvai em culpa. Mas me fascinam as carnes de trabalho. As partes do corpo animal que cumpriram outras funções durante a vida: o peito, as costelas, o músculo, a rabada do boi; as coxas dos patos; as moelas dos frangos; o pernil dos porcos. São carnes que trabalharam e dão trabalho. Pedem marinadas, cozimento longo, molhos encorpados.

Uma vez que se obedeça ao ritual exigido pelo seu preparo, se oferecem de maneira inigualável. Macias, quase gelatinosas, suculentas, saborosas. São as carnes que trazem segredos a serem vencidos antes da entrega.

É como o amante que convence sua amada a dar o cu. Uma operação lenta e cuidadosa, marinada em muito lubrificante, leves mordidas na nuca, palavras sacanas sussurradas no ouvido e um pau soberano, que abre espaço aos poucos, que mais convence o espaço estreito a se abrir do que força a passagem, avança pouco, recua muito, recomeça, mais um pouco, volta ao começo, sem jamais desrespeitar o tempo da entrega.

Pois quando se julga que todo o trabalho é em vão, sem mais aviso, o cu se abre como se jamais tivesse estado fechado. E acolhe o pau em seu corredor de veludo, e o aperta pela base enquanto convida a mergulhar fundo.

Ter o cu comido dessa forma provoca o mais desesperado tesão, um prazer que parece brotar por dentro do umbigo, uma aflição de entrega que se expressa aos gritos. Porque, salvo exceções, o cu não goza, só excita, só provoca convulsões de desejo.

Mas se o amante sabe como dedilhar a amada, ou se ela própria oferece a ele o espetáculo de seu gozo solitário, o corpo feminino experimenta um orgasmo avassalador.

O cu deveria estar listado entre as campeãs das comidas de botequim. Figura entre os pecados lambuzados de colesterol, é sempre transgressão. Foge das regras do bom gosto, do bom-tom, da boa linhagem.

Na hora em que se põem de quatro, todas as mulheres são iguais, todas viram bicho, todas retornamos ao cio primordial da espécie.

Músculo assado com cerveja

O que você tem diante de si é uma peça do músculo das patas dianteiras do boi. É o que o move, o que ajuda a sustentar seu peso. Para produzirem movimento e calor, as fibras musculares consomem grande quantidade de energia em forma de gorduras e proteínas, o que resulta em uma carne muito saborosa.

Trabalhe com a peça inteira. Amarre-a com barbante para que não perca o formato. Tempere-a com sal comum e pimenta-do-reino e refogue-a em uma panela de pressão. Acrescente os vegetais e as ervas, cubra com a cerveja, feche a panela e deixe cozinhar por, aproximadamente, 30 minutos depois de começar a ferver.

Nesse meio-tempo, amasse os dentes de alho com o sal grosso até obter uma pasta. Acrescente a salsa picada, o miolo de pão e a gordura do toucinho* e mexa bem. Se a ideia de comer gordura de porco não agrada, use manteiga. Se, ainda assim, a dose de colesterol parecer excessiva, use azeite. Só não apele para a margarina, por favor.

Ao fim do tempo de cozimento, a carne deve estar macia, mas não se desmanchando. Retire-a do molho, raspe-a com uma colher, enxugue-a com papel toalha e cubra-a com a pasta de alho.

Leve ao forno pré-aquecido até dourar.

Passe os vegetais do molho por uma peneira, apertando bem para extrair todo o suco, e misture o creme obtido ao caldo de cerveja que ficou na panela. Leve o molho ao fogo brando, corrija

---

* Prepare a gordura do toucinho na véspera. Leve ao fogo muito brando 250 gramas de toucinho defumado cortado em pedaços pequenos. Deixe que derreta bem e solte sua gordura. Vá mexendo e vigiando para não queimar. Se sentir que está torrando, mas ainda resta gordura a soltar, tire do fogo por um minuto e retorne em seguida.

Escorra a gordura em um pote de vidro previamente desinfetado. Deixe-o esfriar e guarde-o na geladeira. É um veneno para as coronárias, mas um bálsamo para a alma.

o sal e a pimenta-do-reino. Se estiver muito ralo, engrosse-o com um *roux* de farinha de trigo.

Sirva bem quente com batatas cozidas no vapor ou arroz branco.

A carne assim preparada restaura nossos próprios músculos exauridos, além de reconfortar as noites frias na ausência do amado.

———

uma peça inteira de músculo pesando 1kg ou pouco mais
2 cebolas em rodelas
1 cenoura
3 talos de aipo picados
2 folhas de louro
1 colher (de chá) de alecrim
1 colher (de chá) de pimenta-do-reino em grãos grosseiramente quebrada
2 dentes de alho para o molho
5 dentes de alho para a cobertura
1/2 xícara de miolo de pão ralado
toucinho defumado derretido e depois solidificado que baste (em torno de 2 colheres de sopa)
manteiga (se não quiser usar o toucinho)
azeite (se não quiser usar a manteiga)
1/2 xícara de salsinha bem picada
sal comum a gosto
sal grosso para a cobertura

———

Dupla penetração

FUGU ME CONTA UM SONHO.
Estamos juntos numa boate quando ele percebe que estou com raiva. Vasculha a memória em busca de um motivo e não encontra. Só percebe que estou prestes a explodir. Por isso, emudece quando me dirijo ao palco. Não esperava por isso.

A stripper me cede seu lugar e fixo meus olhos nos dele. Dá para perceber suas pupilas dilatadas. Dá para ver que ele não acredita que eu seja capaz. Quase dá para ouvir a disparada do sangue em suas veias enquanto tiro cada peça de roupa até ficar completamente nua.

Vejo tudo, quase tudo. Só não vejo o estranho que se levanta no meio da plateia e sobe pelos fundos do palco. Mas a descarga de adrenalina contrai o rosto de Fugu de tal maneira que indica alguma coisa prestes a acontecer.

Sou surpreendida pelas mãos do estranho nos meus quadris. Mal me recobro, empino a bunda, abro as pernas, firmo o foco. Agora vejo bem: o rosto de Fugu é uma corda de pura tensão, um tiro preso no cano da arma, um susto suspenso no décimo andar. A boca entreaberta, os dedos crispados, vai saltar sobre meu corpo, vai impedir o estranho de continuar me tocando desse jeito.

Vai?

Não.

O estranho me abre com os polegares e penetra por trás sem que Fugu esboce sinal de impedimento. Sei que, da primeira fila, tem uma visão privilegiada. Sua pupila dilatada está fixada no pau grosso que me come com segurança e vagar.

O que me fode mais fundo? O pau teso do estranho ou o olhar estarrecido do amante?

Duplamente penetrada, gozo e quase desmaio. Entorpecida, deixo que as pernas se dobrem.

O estranho me carrega nos braços e me deposita, delicadamente, no colo do amante.

Os dois sorriem.

Eu acordo.

Quem sonhou?

A pausa necessária

Cerca de nove milhões de macieiras convivem com os pastos da Normandia, região ao nordeste da França. Ali se produzem queijos macios, como o camembert, manteigas e cremes espessos. E também o Calvados, uma aguardente de maçã capaz de reproduzir na boca o calor do pecado original. É terra de refeições copiosas, mesa farta e paixões desmedidas.

Foi naquela região, em Giverny, que Monet criou e pintou seus jardins inesquecíveis.

Não é território de frugalidades. Mas quem ama as alegrias do corpo também se preocupa em fazê-las durar. Não por acaso, na terra da maçã foi inventada a experiência gastronômica do *trou normand* — uma pequena taça de Calvados tomada no meio da refeição. Seu objetivo é simples: preparar o estômago, já potencialmente saciado, para ultrapassar o limite da fome e entrar nos domínios da gula.

Trou, em francês, quer dizer buraco. E é isso o que o cálice de Calvados — um poderoso digestivo — produz. Ele abre espaço. Diz: olha, se dermos uma paradinha agora podemos nos divertir um pouco mais. Em outras regiões, esse papel é desempenhado pelo sorbet, um sorvete muito leve, feito com frutas, água, açúcar e limão. São alimentos que provocam uma pausa refrescante nos sentidos.

Da junção dos dois, surgiu o *trou normand* atual: um sorvete de frutas com álcool, servido no meio de uma refeição ritualizada e prolongada. Aromático e poderoso, ocupa a boca por instantes — enquanto o estômago descansa para, em seguida, continuar a festa.

No Brasil, temos seus similares. Basta lembrar da feijoada. O momento mágico em que a boca ardida de pimenta, untada de gordura, perfumada de carnes, recebe a fatia de laranja fresca e descansa. Dá um gole na batida de limão e já saliva na direção de nova garfada quente.

Indispensáveis para os amantes de delícias prolongadas, as pausas sensoriais jamais se confundem com o sono ou o tédio. Apenas deslocam, por instantes, a atenção dos sentidos para outra área de prazer.

Nos rituais amorosos, pode ser uma banheira de água morna, uma caipirinha forte, uma refeição ligeira, um chocolate amolecido pelo calor dos dedos, um diálogo enamorado. Ou tudo isso junto. Ou qualquer gesto que nos leve a ultrapassar o limite da necessidade e entrar nos sagrados domínios do desejo.

Sorbet de limão com cachaça

Ferva a água com o açúcar até que ele esteja dissolvido. Quando esfriar, junte a casca de limão ralada, tampe e deixe descansar por duas horas. Dá tempo de ir ao cinema, ler alguns poemas ou tomar um banho prolongado. Recomendo assistir a *Le trou normand*, de 1952, que marcou a estreia de Brigitte Bardot no cinema. Foi logo depois desse filme que ela explodiu nas telas, mostrando ao mundo o que significava a expressão sex symbol. Suspire e coe a infusão. Acrescente o suco de limão e a cachaça. Leve ao freezer por quarenta minutos. Retire e bata em uma batedeira. Recoloque no freezer por mais vinte minutos e depois bata de novo. Repita a operação mais quatro ou cinco vezes. Guarde no freezer, num recipiente tampado.

Sirva numa taça de martíni. Enfeite com uma folha de hortelã. Ou tire uma colherada da forma, ponha uma pequena porção no bico do seio e a ofereça ao seu amor.

———

200g de açúcar
250ml de água
1/2 colher (de sopa) de raspas de casca de limão
75ml de suco de limão
25ml de cachaça

———

A TENSÃO QUE BRILHA

AINDA HEI DE DESCOBRIR A QUÍMICA corporal, a magia fisiológica que faz com que o pau brilhe para comunicar seu zênite. Como um pássaro, o bico apontado para o céu, o pau de Fugu exibe sua camada de verniz como um convite — logo transformado em apelo e, pouco mais tarde, em urgência e voo.

A diferença entre um pau duro e um pau que brilha é tão pequena que não pode ser medida. Uma fração de milímetro a mais — o último limite da resistência da pele. A última fronteira. É para lá que me oriento, como uma mariposa na trilha da luz.

A fronteira masculina não se desenha no espaço, mas no tempo. No ritmo. Na contagem de segundos que os relógios não registram. Como uma equilibrista tonta, tento me manter no fio, esticá-lo até que vibre e lamente como a corda de um violoncelo.

Montar em cima de Fugu e me fazer penetrar enquanto ainda não estou completamente molhada. E parar. Alternar mão e boca no seu pau. E parar. Prendê-lo firmemente pela base enquanto o mordisco com os lábios. E parar. Observar o modo como a carne se expande até que a pele lembre a roupa apertada de um stripper profissional. E parar. Brincar e parar, brincar e parar, brincar e parar. Até que Fugu pareça um peixe fora d'água. Arquejante, ondulante, o corpo coberto de cintilações nervosas.

E é como um peixe com urgência de mar que ele mergulha em mim. Que busca minhas águas e se abandona à correnteza até chegar à arrebentação. No fim da brincadeira, somos os dois espuma. E nos deixamos absorver lentamente pela noite que chega ao fim.

Minha boca viu estrelas

"Estou bebendo vinho com estrelas!" Conta a lenda que foi esta a reação do monge beneditino Dom Pérignon ao provar a bebida que, inadvertidamente, havia acabado de criar. Desde o século XVII, quando a maravilha se deu, o champanhe é considerado a bebida mais nobre, a que mais combina com festas e celebrações, a que nos faz rir e suspirar. Por isso, com alma ainda fervilhante do gostinho de uma garrafa que eu e Fugu tomamos juntos, trago duas receitas à base de espumante. Mais dois *trou normands*. Duas brisas leves para fazerem perdurar sentidos incandescentes.

Sorbet de champanhe

Ponha a garrafa na geladeira. Quando estiver bem gelada, passe para o freezer. Não pule etapas. Nenhum vinho reage bem a mudanças bruscas de temperatura.

Vigie a garrafa. Ela não pode congelar, ou vai estourar. Enquanto isso, ponha no freezer um tabuleiro de metal no fundo do qual espalhou o açúcar.

Quando tudo estiver muito gelado, tire a garrafa do freezer cuidadosamente, segurando pelo gargalo, abra-a e despeje 2/3 do conteúdo no tabuleiro. Devolva-o imediatamente para o freezer e mantenha a garrafa na geladeira. Aproveite para botar as taças no freezer também. Taças de champanhe daquelas tradicionais (não flutes) ou de martíni.

Quando a bebida do tabuleiro estiver totalmente congelada, quebre seu conteúdo com uma colher e mexa rapidamente, sem deixar descongelar. Se não for servir imediatamente, devolva tudo para o freezer e cubra com filme.

Na hora de servir, ponha uma colherada do sorvete nas taças e complete com o champanhe que está na geladeira. Enfeite com um raminho de hortelã ou cristalize a borda da taça com açúcar.

Sorbet de espumante com framboesas*

Leve ao fogo baixo a água, o açúcar, a baunilha e deixe ferver até que o açúcar esteja completamente dissolvido. Quando esfriar, misture as framboesas frescas e o suco do limão. Reserve. Coloque o espumante num tabuleiro metálico e deixe congelar.

Quando estiver duro, passe uma colher para quebrar os cristais de gelo e bata rapidamente, no liquidificador ou no processador, junto com a mistura de framboesas.

Retorne ao freezer por mais duas horas, quebrando constantemente os cristais de gelo.

Ponha uma colherada generosa em cada taça de martíni previamente gelada e complete com o espumante reservado. Enfeite com framboesas inteiras e folhinhas de hortelã.

---

* Se não tiver framboesas, use amora, morango, cereja, ou tudo junto.

Sorbet de champanhe:

1 garrafa de espumante de boa qualidade, de preferência brut

1 colher (de sopa) de açúcar

Sorbet de espumante com framboesas:

1 fava de baunilha ou 1 colher de café de essência

100ml de água

100g de açúcar

500g de framboesas frescas

Suco de 1 limão

1/3 de garrafa de espumante

O ATUM E A FEBRE

Retorno às pausas. Nunca o fim, só o fio que conduz de um orgasmo a outro — ou não. Como separar em partes um movimento cíclico?

Mas sempre há a hora em que o corpo pede alguma quietude. Hora de respirar a respiração do outro, de deixar a palma da mão passar por seu corpo, meio que chamando a preguiça, meio que reconhecendo terreno.

É a hora em que a amante atenta — ou o amante atento, depende de quem acarinha quem — estuda as nuances do corpo adorado. As mudanças de textura, de rigidez muscular, mas sobretudo as alterações de temperatura.

O escorregar relaxado — mas concentrado — da mão na pele informa mais do que muitas palavras.

Sempre há uma parte de nós que está febril, como se dela brotasse uma *rete mirabile*, a rede maravilhosa em latim, uma teia intrincada composta por inúmeras pequenas veias e artérias, que mantém quentes e oxigenados alguns tipos de peixe.

Um deles é o atum, cuja temperatura corporal pode ficar até 15°C mais alta do que a da água a seu redor, o que permite mergulhos a grandes profundidades e viagens em águas geladas.

Sempre me intrigou a cor da carne do atum, tão vermelha que sugere um mamífero. Ela se deve à alta concentração de mioglobina no sangue, a mesma proteína que tinge de vermelho as carnes do boi, do cavalo ou da avestruz.

A principal função da mioglobina é segurar oxigênio nos músculos para que possam se contrair rapidamente e assim provocar mais movimentos. É por isso que a carne da avestruz ou do cavalo, grandes animais corredores, é tão mais escura do que a do boi, cujo esforço se limita a caminhar e suportar o próprio peso.

Animais leves, mesmo agitados, como galinhas e coelhos, têm a carne rosada. Não precisam de tanta mioglobina para correr. No outro extremo, o porco é pesado mas sedentário. E mesmo esses animais possuem a musculatura das coxas (ou do pernil) mais escura.

Peixes não precisam suportar o próprio peso, o que faz com que, geralmente, sua carne seja branca, quase translúcida.

A exceção é o atum.

O corpo do atum foi desenhado para o movimento veloz e perene. É um peixe que nada ininterruptamente.

Se parar, morre.

Por isso, aquece seu sangue como um mamífero, e tinge sua musculatura de vermelho como o mais veloz dos animais terrestres.

Ainda assim, resvala suavemente por baixo d'água, cobrindo longas distâncias em absoluto silêncio.

O atum é, por excelência, o peixe dos amantes.

Incansável, discreto, sinuoso — e sempre febril.

Como as paixões que nunca adormecem.

Se pararem, morrem.

Por isso, sempre que a aflição das esperas nos consome e ameaça nos matar de inanição amorosa, preparo para Fugu um tartare de atum.

Para ser comido cru, o rubro da carne lembrando a necessidade permanente de abrir novos espaços — embora sempre confinados ao silêncio das águas profundas.

Para comer e beijar de novo, e ir buscando o espreguiçar a dois, a mistura de despertar com relaxamento que nos leva a nova procura um do outro — seja em um cochilo compartilhado ou em mais uma gloriosa trepada.

Tartare de atum

Corte o atum em pedaços muito pequenos com a faca. Resista à tentação de passá-lo pelo processador ou você terá uma pasta — e não é isso que queremos. Vá para a cozinha como quem vai para o motel. Sem a menor pressa de que tudo termine.

Aproveite que você está com a faca na mão e fatie a cebolinha em rodelas bem finas, a cebola e as alcaparras. Rale o gengibre e a casca do limão.

Se achar que tudo isso é perda de tempo, cheire seus dedos. Sentiu o aroma? Continue cortando e cheirando. É essa a sensação que você quer que embriague o seu amor.

Ponha numa tigela o atum cortado, a cebolinha, a cebola, as alcaparras, o gengibre e a casca do limão.

Regue com azeite e pingue umas gotas de suco de limão.

Misture bem — com as mãos, por favor! — e prove.

Se achar que está insosso, adicione um pouco de shoyo. Se ainda assim achar que falta sal, ponha um pouco, mas não exagere.

Pulverize a mistura com pimenta-do-reino moída na hora, a seu gosto. Vá temperando e provando, sempre.

Quando achar que está delicioso, faça um montinho no centro de um prato.

Rodeie com a mistura de folhas, compondo um belo quadro para o olhar.

Finalize com uma coroa de torradas, minibeijus de tapioca ou biscoitos tipo cracker.

200g de atum fresco
2 colheres (de sopa) de cebolinha verde em rodelinhas bem finas
2 colheres (de sopa) de cebola roxa picada miúda
2 colheres (de sopa) de alcaparras picadas
1 colher (de chá) de gengibre ralado
1 colher (de chá) de casca de limão ralada
azeite de muito boa qualidade que baste
limão à vontade
molho a gosto
pimenta-do-reino moída na hora
sal — se for necessário
agrião
alface roxa rasgada
chicória frisé

Para acompanhar:
torradas, minibeijus de tapioca ou crackers a seu gosto

Em pleno voo

Como todos os amantes, temos contra nós uma saudade persistente e corrosiva. Como todos os amantes, temos a nosso favor uma saudade persistente e voraz.

Às vezes, estamos famintos um do outro. São dias que sucedem tempos de desejo cozido em fogo baixo, ausências febris. Só o que nos cura são pratos fartos e de pouca sutileza. Fechamos a porta do mundo, devoramos beijos e nos comemos. Como se estivéssemos no botequim, rindo alto do tempo que nos escapa a toda velocidade.

Moela ensopada

Moela ensopada é prato barato. Iguaria para quem não quer frescura e sim sabor. Coisa para ser comida sobre um naco crocante de pão quentinho, acompanhada de cerveja bem gelada. E não é difícil de preparar.

Deixe as moelas de molho no vinho branco por aproximadamente uma hora e não reclame porque, mais tarde, vai comê-las com cerveja. Você está no botequim dos sentidos. Experimente.

Escorra. Bata no liquidificador o alho, as ervas (menos o louro) e o tomate.

Numa panela de pressão, refogue a moela escorrida em azeite bem quente.

Acrescente os ingredientes batidos no liquidificador. Tempere com o sal, tampe a panela e cozinhe por vinte minutos após começar a criar pressão.

Depois de abrir a panela, corrija o sal, acrescente a pimenta do reino e polvilhe com a salsinha picada.

Se pretender levá-la para o motel, guarde em recipiente bem fechado e leve a salsinha à parte. Carregue consigo uma marmita elétrica para esquentá-la na hora. Só quando estiver fumegando salpique com a salsinha.

Sirva imediatamente, acompanhada de pão fresquinho e crocante.

1/2kg de moelas de galinha limpas e cortadas em fatias
2 xícaras de vinho branco seco
4 dentes de alho
2 cebolas picadas
4 folhas de louro
1 colher (de chá) de orégano
1 colher (de chá) de alecrim
1 lata de tomates sem pele ou 400g de tomates frescos sem pele

1/3 de xícara de azeite
sal e pimenta-do-reino a gosto
1 colher (de sopa) de salsinha picada

Para acompanhar:
pão francês ou baguete, quentinhos e crocantes, e uma cerveja bem gelada.

Acorda, amor

A NÉVOA DA MANHÃ COBRE O CÉU e uma frialdade úmida invade os lençóis. Tudo é gelado fora do território da cama.

Mas o desejo é o avesso da chuva fina. Mais espesso do que a manta de nuvens que pesa sobre o dia, envolve meu corpo em mornos fios de preguiça.

Viro na cama e encontro o corpo de Fugu, os cabelos espalhados sobre o travesseiro, a pele ainda misturada aos lençóis.

Sob a umidade do outono portenho, tudo dorme, tudo é frio. Mas o pau de Fugu se ergue indomável como o sol. Meu corpo se abre em águas quentes.

E a paixão inaugura mais um dia.

Panquecas americanas de ricota e maçã

A panqueca americana é bem diferente da brasileira, herdada do crepe francês. É menor, e bem mais espessa. O sabor da massa é mais acentuado e, por isso mesmo, gosto de temperá-la.

Esta receita é de panquecas grossas porém levíssimas, graças à ricota adicionada. Para prepará-la, coloque a ricota amassada, leite, gemas e açúcar numa tigela e bata até misturar tudo. Em outra tigela, peneire a farinha de trigo, fermento, canela e sal. Junte a massa da primeira tigela e mexa bem. Acrescente as raspas de casca de limão. Bata as claras em neve e acrescente-as à mistura muito delicadamente.

Unte uma frigideira grande e ponha a massa às colheradas com uma boa distância entre elas. Cubra-as com fatias finas de maçãs, pressionando levemente. Deixe dourarem e vire-as com a ajuda de uma espátula. Quando estiverem prontas, passe-as para o prato e cubra-as com mel, geleia ou polvilhe-as com uma mistura de açúcar com canela.

Sirva com café bem forte e cheiroso.

E volte para a cama, para aproveitar o vigor despertado.

---

1 1/3 xícaras de ricota

3/4 de xícara de leite

4 ovos, gemas e claras separadas

1 colher (de chá) de casca de limão ralada

2 colheres (de sopa) de açúcar

1 xícara de farinha de trigo

1 colher (de chá) de fermento em pó

uma pitada de sal

50g de manteiga

açúcar e canela a gosto

Ardida

Um tapa bem dado na bunda.

A mão pesada desperta a pele e age como a pimenta estimulando as papilas.

Em termos sensoriais, o efeito é o mesmo. Arde, esquenta, torna a língua (no caso da pimenta) ou a bunda (no caso da palmada) o centro absoluto das atenções do corpo.

Poucas coisas me dão tanto prazer quanto estar na cozinha, distraída, concentrada nos aromas da comida, quando Fugu chega sorrateiro e dá um tapa bem espalmado na minha bunda.

De repente, a Terra deixa de girar.

A carne explode em mil fagulhas, um big bang de calor atrai para si cada fração de atenção possível. Me torno metonímica, a parte transforma-se no todo, sou inteira uma bunda redonda pedindo nova palmada para não deixar de cintilar.

É um dos raros momentos em que a vida conjugal pode ser mais divertida do que a dos amantes. Chegar à sala com a bunda tão sensível, conversar com os convidados mal conseguindo prestar atenção no assunto porque uma parte do meu corpo resolveu ter vida própria.

Sem nem perceber, amacio o passo, deixo que os quadris quebrem mais no caminhar, fico tão mais sensual.

Certamente, a comida servida terá mais sabor.

Para quem estranha a associação, aviso logo: mão pesada em hora certa não tem nada a ver com punição ou humilhação. De outra forma, também teríamos que classificar os amantes de pimenta de masocas de primeira hora.

O que a pimenta faz na boca?

Ela arde. Queima. Estimula loucamente.

E só consegue causar esse efeito porque irrita a mucosa bucal — e, em muitos casos, também a nasal — de maneira repentina e explosiva.

As substâncias que fazem a pimenta irritar são a piperina (no caso da pimenta-do-reino) e a capsaicina (no caso da maioria das pimentas vermelhas). São substâncias tão poderosas que também costumam ser empregadas na composição de pesticidas ou de armas químicas como o spray de pimenta — que nada mais é do que essência de capsaicina —, considerado mais poderoso do que o gás lacrimogêneo.

As pimentas são a prova mais pungente de inteligência no mundo vegetal.

Nem todos os animais têm, na língua, receptores de capsaicina. Na verdade, só os mamíferos os possuem; os pássaros não. Isso quer dizer que a pimenta não irrita a boca de todos os seres, só a de alguns.

Para os pássaros, a pimenta é uma frutinha gostosa. Para os mamíferos, um petardo lançado contra as papilas.

Mas a ardência da pimenta obedece a um projeto. Como as aves não têm dentes, conseguem comer as sementes sem danificá-las. Comem, voam para longe e, ao defecar, inoculam o solo com seu destino reprodutivo. Dessa forma, um amplo território é conquistado.

Um mamífero não teria a mesma serventia. De modo geral, ele caminha pouco. As sementes seriam devolvidas ao solo muito próximas à planta-mãe, atrapalhando seus planos de expansão territorial.

Por isso, a pimenta arde em sua boca. Ela não é para o seu bico.

Pois trata-se de uma planta interesseira, ambiciosa. E usa sua pungência como estratégia de dominação.

O problema é que o homem é um bicho estranho. Um mamífero com a língua cheia de receptores de capsaicina. Já seria motivo suficiente para manter-se longe das pimentas.

Mas o bicho-homem tem fascínio por tudo o que o embriaga, entorpece, arde, estimula, alucina. E também enlouquece com projetos de poder. Deve ser um dos poucos animais que busca substâncias que alteram sua sensibilidade e seu estado de consciência.

Ao descobrir a pimenta, o homem também sentiu — antes de saber — que aquela ardência, aquela agressão às papilas, fazia da boca o epicentro das atenções do cérebro. E assim, também se tornava mais atenta aos sabores da comida.

A capsaicina demarca um território. No caso dos humanos, o território da língua. Uma vez que a bomba pungente detone o céu da sua boca, nada mais importa, a não ser o sabor que as papilas conseguem absorver.

Tanto a palmada quanto a pimenta despertam o mesmo tipo de neurônios: os nocirreceptores, aqueles capazes de detectar a dor e a ardência. São os que nos informam do perigo. Alguma coisa em nós está queimando. É bom verificar o que está havendo ali. Concentrar a atenção para ver se não estamos em risco.

E pronto. Está dada a chave do prazer. O mesmo susto que nos protege é também o que nos estimula.

Por isso a pimenta é considerada afrodisíaca.

E por isso pratos apimentados podem servir como entradas para uma refeição toda feita de beijos.

O AMOR SE ESCONDE

Nunca comi uma trufa. Não me refiro ao doce que leva seu nome, mas ao tubérculo que inspira tantos glutões.

Alain Ducasse diz que as trufas de Alba, na Itália, são tão fascinantes porque não se parecem com nada que conhecemos ou identificamos.

O enigma da trufa começa por seu perfume, ao mesmo tempo animal e vegetal. Forte e selvagem, mistura o aroma da árvore em cujas raízes a trufa se abrigou com húmus, alho e parmesão maduro.

Tudo nela é mistério. A trufa é conhecida desde a Roma Antiga, onde era servida durante as orgias. Vem daí seu nome. *Tuber* — de onde também se origina a palavra *tubérculo* — quer dizer intumescido em latim.

No entanto, passados milênios, ninguém foi capaz de descobrir como produzir trufas. Ducasse fala em "mágica aparição" para descrever sua... aparição. Ainda não foram descobertas as condições necessárias para que as trufas brotem por entre as raízes de algumas árvores, em apenas algumas regiões do planeta — e não de outras árvores semelhantes, localizadas nas mesmíssimas regiões.

Todos esses aspectos levaram a trufa a ser considerada maligna durante a Idade Média — uma época em que o inexplicável só podia ser explicado por meio das artes de Deus ou do diabo. E ninguém teve dúvidas. Era coisa do capeta. Ambígua demais para ser divina, sexual demais para pertencer ao reino dos anjos.

A trufa é uma dádiva assustadora. Pertence ao domínio de tudo o que nos é dado pela natureza sem interferência humana. Não é cultivável. Não é previsível. Não é controlável.

É como os segredos que pertencem à pessoa amada.

Ninguém conhece os caminhos que levam aos recantos mais profundos da alma alheia. Ninguém sabe o que pode conduzir à revelação de um mistério.

Diante do amante, me comporto como um caçador de trufas. Quero encontrar o que ninguém mais viu. Quero descobrir uma pequena porção oculta. Quero fuçar, como um perdigueiro, uma fração de humanidade até então intocada.

A vendedora de ilusões — I

Hora dos segredos. Estou montada sobre Fugu e mexo preguiçosamente os quadris, nem rápido demais para fazê-lo gozar, nem devagar demais para que perca o tesão. Me inclino e pergunto baixinho em seu ouvido: como vamos comemorar seu aniversário de cinquenta anos?

É uma de nossas fantasias preferidas.

Na hora em que percebemos que fantasias não precisam, necessariamente, ser colocadas em prática, ganhamos uma incrível liberdade para sonhar a dois.

Fugu suspira. Umas cinquenta mulheres nuas em um veleiro, longe da costa.

— Elas já vão chegar sem roupa ou vão fazer um strip a bordo?

— Já chegam nuas, vêm andando pela rua, como uma passeata despudorada. Embarcam e ficam dançando no convés.

— Não vai ter strip?

— Vai. Só você vai estar vestida. Quando a gente chegar em alto-mar, você tira a roupa e também fica nua.

Só de imaginar a cena, me contraio. Eu, já madura, fazendo strip em plena luz do dia, cercada por cinquenta mulheres jovens. Mas Fugu parece feliz com a visão que se forma por trás de suas pálpebras.

— Como vou estar vestida?

— Com aquele seu vestido preto que parece uma capa de chuva, mas bem curtinho. E saltos muito altos. Meias e ligas aparecendo por baixo do vestido. Aquele sutiã de seda que eu te dei no aniversário. Sem batom. Com a nuca perfumada de Cinéma.

— E todas nós vamos transar com você?

— Não. Você vai liderar o grupo e escolher. Vai dizer a elas o que devem fazer e como.

Fugu sorri enquanto fala.

— E o que elas devem fazer?

O pau de Fugu soluça dentro de mim. Ergo o corpo até que só a ponta esteja encaixada e fico brincando de botá-la e tirá-la enquanto ele mergulha em seus pensamentos.

— Se parar de falar, eu paro de mexer.

— Você vai escolher a que tem a boca mais bonita para me chupar. E vai ficar do lado dela, ensinando.

Deixo que meu corpo caia sobre o de Fugu, engolindo seu pau de uma só vez.

— O que eu vou ensinar para ela?

Fugu se rebela. Agarra meus quadris, me vira, fica sobre mim e diz:

— Agora, é você quem vai me contar o que quer de aniversário.

A vendedora de ilusões – II

No meu aniversário de cinquenta anos quero ser jogada dentro de um álbum de histórias eróticas em quadrinhos, de preferência um hentai. Cair num poço estreito, morno e viscoso, cheio de polvos fantásticos. Quero ser atacada por mil ventosas, penetrada e segurada por mil tentáculos.

Nem toda fantasia precisa transformar-se em realidade. Se eu fosse mesmo transportada para dentro de um hentai, certamente detestaria a experiência. Muitas vezes, sonhos murcham em contato com o real. Mas o desejo de Fugu era sincero.

Encontrar cinquenta mulheres lindas para dançarem nuas em um barco estava fora de cogitação. Mas talvez meia dúzia num motel... Era hora de transformar um sonho em projeto.

O primeiro passo era encontrar as garotas, coisa simples para um homem, mas complicada para uma mulher. Disse a Fugu que adoraria ir a uma boate de strip com garotas de programa. Ele adorou a ideia. Fomos.

Assim que mergulhei no subsolo, em Copacabana, onde ficava a tal boate, percebi que era a única amadora ali dentro. Nas mesas, só homens. Circulando, profissionais.

Escolhemos uma mesa perto da pista, pedimos caipirinha e ficamos olhando uma moça, muito bonita, só de calcinha, dançando sem o menor entusiasmo sobre um queijo, um daqueles pequenos palcos circulares.

Lembrei das modelos que desfilam nas passarelas, tão lindas e com um ar tão distante. A moça só transmitia tédio. Comentei com Fugu, que riu. Ele concordou, mas estava visivelmente excitado. Logo chegaram outras, tão inexpressivas quanto a primeira. Às vezes, elas saíam do queijo e circulavam pela plateia, pedindo um cigarro e puxando conversa. Mas nenhuma chegava perto da nossa mesa.

Quase duas horas — e três caipirinhas — depois, comecei a relaxar. As moças não olhavam para Fugu, e sim para mim, como se perguntassem: posso chegar? Difícil. Não domino esse código, esse jogo de olhares. E nenhuma delas parecia boa para nossa festinha.

Até que, já bem tarde, chegou uma moça magrinha. Não era bonita de rosto, mas tinha um corpo perfeito. Era a única que parecia se divertir ali. Pensei comigo, é essa. Quando ela olhou para mim e sorriu, retribuí o sorriso.

Não deu outra, em um minuto ela estava em nossa mesa.

Sentou-se, pediu fogo para o cigarro, contou que era de São Paulo, perguntou de onde eu era. Como se Fugu fosse invisível. Muito profissional. Se ela se jogasse para cima dele, eu certamente ficaria enciumada. Sem mudar o tom da voz, ela disparou: adoro fazer casal. Vocês não querem ir para outro lugar?

Chamei-a num canto e expliquei que só estava escolhendo uma moça para uma festinha privê de aniversário. Ela abriu um sorrisão. Ganhou a freguesa. Tontamente, perguntei se ela tinha um cartão. Cartão? Claro que não. Rabiscou o número do celular num papelzinho. E o nome: Pink.

A quinze dias do aniversário de Fugu, telefonei para Pink. Expliquei o que pretendia. Eu e Fugu iríamos para um motel e ela nos encontraria lá.

Não é fácil preparar esse tipo de surpresa. O nervosismo aciona todos os mecanismos de controle. Desde uma semana antes, eu repassava mentalmente cada detalhe para que nada desse errado.

Ligaria para ela na véspera para confirmar. Reservaria a cobertura do hotel, que tem um terraço com porta de correr e cortina. Pediria para Fugu me esperar na piscina a pretexto de arrumar o quarto. Pink chegaria e iria para o banheiro. Eu chamaria Fugu e diria que faria um strip para ele. Iria para a pista de dança. Quando eu estivesse no meio do caminho, Pink surgiria e dançaria comigo. Levaríamos Fugu para a pista de dança, o vendaríamos, brincaríamos com ele.

Ainda havia a ceia, que eu levaria na mala. A toalha, as taças, o espumante, as velas, a roupa, a calcinha, o sapato, a cafeteira, a sobremesa, embalagens para tudo.

No dia, minha mala pequena estava explodindo. Temi pela segurança das flutes de cristal. Jantamos em um restaurante e seguimos para o hotel.

Chegando lá, despi Fugu, ajeitei-o dentro de um roupão e avisei que demoraria um pouco para arrumar tudo. Ele sorria, paciente. Sabia que eu adorava fazer surpresas e não queria estragar meu prazer. Me ajudou a arrumar a mesa no terraço, abrimos a primeira garrafa de Taittinger, brindamos, e nada de Pink.

Fugu queria tirar minha roupa. Eu me esquivava. Hoje, quem manda sou eu. Ainda preciso finalizar a ceia. Ainda preciso montar a sobremesa. Ainda preciso... céus, por que minha voz soava muitas oitavas acima de seu tom habitual? Onde estava Pink?

Cerca de uma hora depois do combinado, ela ligou para o meu celular. Estava chegando. Pedi que Fugu me esperasse no terraço enquanto eu cuidava dos últimos detalhes do quarto. Mais meia hora. Até que a recepção avisou. Pink estava subindo.

Esperei na porta. Não queria que o som da campainha alertasse Fugu. Mal encostei na maçaneta, percebi que minhas mãos tremiam. Muito. Só então me dei conta de que estava nervosa. Muito. O que você está fazendo?, perguntava dentro de mim uma menina assustada. E se Fugu não gostar? Se ele achar que passei dos limites?

Sem nenhuma dúvida, passei dos limites.

Dos meus limites.

Estava em pânico.

Quando vi o rosto afogueado de Pink surgir no alto da escada, quase mandei-a voltar. Mas, para o bem ou para o mal, eu havia contratado uma profissional. Eu podia não saber o que fazer. Ela sabia muito bem.

Me deu dois beijinhos, pediu o pagamento, contou as cédulas e perguntou onde estava Fugu. Expliquei que o pobre estava de castigo no terraço já havia mais de meia hora e ela riu. Combinamos que ela iria para o banheiro botar a roupa do show enquanto eu dançava para Fugu. Assim que estivesse pronta, ela se juntaria a mim.

Só mesmo um homem apaixonado ficaria excitado com a cena. Tropecei no salto altíssimo de um absurdo sapato de padrão oncinha que eu havia comprado especialmente para a ocasião. Parecia que meus pés tinham crescido. O sapato apertava, eu mal conseguia me equilibrar naquela altura. Da beira da cama, onde eu havia pedido que ficasse enquanto eu evoluía na pista de dança, Fugu sorria.

Eu me sentia como Jamie Lee Curtis em *True Lies*. Mas estávamos felizes. Só falta o barco, suspirou Fugu. E 49 moças, completei, desabotoando o primeiro botão do vestido.

Antes que Fugu pudesse replicar, a porta do banheiro se abriu. Pink surgiu vestida com um espartilho vermelho, meias e ligas combinando e sapatos com saltos de dar vertigem. O quarto encheu-se com uma única frase:

Feliz aniversário, gatão!

Rodopiou em equilíbrio perfeito, rebolou a bunda, caminhou até Fugu, deu um selinho em sua boca e dirigiu-se para a pista de dança.

Eu tinha que ter fotografado o sorriso dele.

Meu planejamento foi desmontado na hora. Se havia um lugar para mim ali, era ao lado dele. Nós éramos a plateia. Pink era o show.

Com movimentos precisos, fez um strip perfeito em menos de três minutos. Peguei Fugu pela mão e o levei até o palco, para que dançássemos com ele. Mas Pink tinha outros planos. Conduziu Fugu para a cama e sacou uma camisinha sei lá de onde, como uma prestidigitadora.

Comecei a temer pelo sucesso da noite. Tudo estava indo rápido demais.

Antes que Fugu esboçasse reação, Pink vestiu a camisinha em seu pau com a boca.

Aquilo me interessava. Sempre quis ver uma profissional em ação. Deitei-me ao lado dela para observar detalhes. Mas comecei a achar que havia alguma coisa errada. Era tudo mecânico. Não havia variações de ritmo ou pressão. Nenhuma brincadeira. A chupada tinha uma função — deixar o cliente de pau duro. No caso de Fugu, desnecessária. Pink, espertamente, já havia passado para a função número dois: fazê-lo gozar.

Naquele momento, compreendi o óbvio. Tínhamos perspectivas diferentes. Eu e Fugu fazíamos sexo como um ritual. Éramos o deus um do outro. Nossos corpos se transformavam em oferendas que apresentávamos em um altar inventado. A última coisa com que nos preocupávamos era com a velocidade do orgasmo. Pelo contrário. Queríamos que a embriaguez do tesão se prolongasse ao máximo.

Para uma profissional, nada mais distante da realidade. Pink era uma máquina eficiente. Para ela, tempo era dinheiro. Já começava a dar sinais de preocupação com a lentidão de Fugu. Abandonou seu pau por um instante, ergueu-se e montou em cima dele, virada ao contrário, mostrando a bunda e rebolando de um jeito encantador.

A voz de Fugu se sobrepôs à música. Você não vai participar? Estava fora dos meus planos. Era mais interessante observar a performance da Pink. Para não decepcioná-lo, sentei-me ao lado dela e abracei-a.

Nos beijamos.

Mas o problema de quem cozinha pensando no amado é o apuro do olfato. Senti o cheirinho característico de boca que não conhece fio dental. Enfim, decidi brincar de profissional. Estiquei a língua. Pink fez o mesmo. E demos o não beijo clássico dos filmes pornô. Pontas de língua que se tocam. Estímulo visual para a plateia.

Pink estendeu a mão e procurou minha boceta. Senti na hora o efeito de suas unhas compridas. Já imbuída do espírito de espetáculo, dirigi seus dedos para uma região menos sensível. De longe, não faria muita diferença.

Eu sabia que Fugu não gozaria enquanto eu não tivesse meu orgasmo. E, pela primeira vez em nossa história, fingi. Comecei a gemer, no que fui prontamente acompanhada por Pink. Com a sinfonia das mocinhas em falso êxtase, Fugu relaxou. Fui para a cabeceira da cama, levantei seu corpo, me posicionei atrás dele, dei um tapa em sua bunda e sussurrei em seu ouvido: enche essa putinha de porra que eu quero ver. Foi como uma senha. Fugu desmanchou-se sob o comando de minha voz e sob o poderoso rebolado da Pink.

Minutos mais tarde, Pink aceitou uma taça de Taittinger. Contou meia dúzia de histórias. Disse que eu tinha seios bonitos: parecem os da minha mãe. Tive vontade de afogá-la na piscina. Vestiu-se, desejou feliz aniversário a Fugu e partiu. Ainda tinha um bocado de trabalho naquela noite.

Pela primeira vez, tive que perguntar a Fugu: gostou? E ele me respondeu: do ponto de vista operacional, é muito fast-food. Mas foi uma emoção indescritível.

O sorriso dele não deixava dúvidas.

A festinha de cinquenta anos fora um sucesso.

Agora, tínhamos a noite inteira para nós. Fizemos a ceia no terraço, nos beijamos sem pressa, deixamos o dia raiar enquanto nos enroscávamos e lembrávamos um tesão que jamais tinha existido de fato.

Mas na memória, na fantasia, nossa noite com Pink foi se tornando a cada dia melhor. Quanto mais o tempo passa, mais Fugu acrescenta detalhes à nossa festa.

Nenhum presente é mais precioso do que uma ilusão. Para que cresça na boca e na memória, precisa ser leve, aerada, com lacunas a serem preenchidas pela fantasia.

Menu de ceia leve

Para bebericar:
Espumante. Muitas bolhas para fazerem festa em contato com o céu da boca.

Para comer:
Salada de folhas variadas e tomatinhos com vinagrete
Musse de fígado na casquinha

Sobremesa:
Crepes de chocolate com calda de maracujá

Musse de fígado na casquinha

Prepare a massa. Se tiver um processador, bata todos os ingredientes até formar uma bola. Se não tiver, amasse-os rapidamente com a ponta dos dedos, para dar liga. Embrulhe em filme e leve à geladeira até o momento de usar.

Agora, o recheio. Ponha todos os ingredientes no liquidificador e bata até obter um creme.

Dica: para testar os temperos, pegue uma colherada do recheio e despeje sobre uma frigideira antiaderente bem quente. Espere cozinhar e vire com uma espátula. Prove. Se necessário, corrija os temperos.

Montagem. Forre uma forma retangular, do tipo de bolo inglês, com uma fina camada da massa. Cubra-a com tiras de bacon defumado, deixando nas laterais uma parte das tiras livre para cobrir o recheio.

Despeje o creme de fígado e cubra-o completamente com as laterais das tiras de bacon. Se não for possível, corte mais tiras até cobrir completamente o recheio.

Leve ao forno pré-aquecido, em banho-maria, por aproximadamente uma hora. Ao fim desse tempo, retire o patê do forno e cubra-o com uma tampa de massa, como se fizesse uma empada retangular. Pincele essa tampa com um ovo batido.

Retorne ao forno por mais meia hora. Você terá o ponto certo quando a casquinha estiver dourada e uma faca, espetada no meio da forma, sair limpa.

Depois de pronto, deixe esfriar.

Sirva fatias da musse ao lado de um belo arranjo de folhas temperadas com vinagrete e tomatinhos cortados em quatro partes.

Crepes de chocolate com calda de maracujá

Para os crepes, bata todos os ingredientes no liquidificador. Reserve na geladeira por pelo menos trinta minutos. Faça os crepes despejando pequenas porções de massa em uma frigideira untada com manteiga. Reserve.

Prepare a ganache para o recheio. Aqueça o creme de leite em uma panelinha até iniciar a fervura. Tire do fogo. Acrescente o licor, o chocolate picado, e mexa vigorosamente até obter um creme liso e brilhante.

Prepare a calda de maracujá. Leve a polpa, o açúcar, o amido e a água ao fogo brando em uma panela. Quando a mistura começar a encorpar, desligue o fogo.

Montagem. Passe uma camada de ganache na metade de cada crepe. Dobre duas vezes, até obter um leque. Arrume os leques em um prato, cubra com um pouco de calda de maracujá e enfeite com uma folhinha de hortelã.

Salada de folhas:
alface romana, roxa, americana e outras folhas a gosto grosseiramente cortadas
molho vinagrete

Musse de fígado na casquinha:
250g de fígado de galinha limpo
100g de manteiga
2 ovos
1 lata de creme de leite sem o soro
1 colher (de sopa) de farinha de trigo
sal, pimenta-do-reino, molho inglês, conhaque, tomilho e mostarda de Dijon a gosto

Para a casquinha:
200g de manteiga
400g de farinha de trigo peneirada

2 colheres (de sopa) de água
2 ovos + 1 ovo batido para cobrir a massa
1 colher (de café) de sal
1 pitada de açúcar
2 colheres (de sopa) de óleo

Crepes de chocolate com calda de maracujá

Para a massa dos crepes:
1 ovo
1 copo de leite
1 copo de farinha de trigo
1 colher (de sopa) de cacau em pó
1 pitada de sal
1 colher (de sobremesa) cheia de açúcar

Para a ganache que recheia os crepes:
300g de chocolate meio amargo picado
150g de creme de leite (de preferência fresco; se não for possível, de lata com soro)
40ml de licor de laranja ou conhaque

Para a cobertura:
1 xícara de polpa de maracujá com as sementes
1/2 xícara de açúcar
1 colher (de sopa) de amido de milho
1 xícara de água

Doçura e ardência

O VINHO É A BEBIDA DOS AMANTES porque sugere descobertas, um namoro sensorial que nos leva a sempre renovados prazeres. Quase meditação. Fechar o foco no presente. Descobrir a vitalidade do momento.

Mas nem por isso os licores deixam de ter seu lugar.

Eles são fortes. Provocam um incêndio na boca. Nada a ver com um beijo. O licor é o susto dos sentidos, a surpresa, a declaração de amor inesperada, um euteamo à beira do orgasmo.

No entanto, ao contrário da palmada e da pimenta, o licor é doce. Ao mesmo tempo que queima, nos remete ao conforto primeiro de um colo, de um afago.

Um gole de licor é uma gota de adolescência derramada na língua. Um estranhamento disfarçado em açúcar. Doce para gente grande.

Licores são perfeitos para ensinar amantes distraídos a despertarem seus sentidos. Ofereça um cálice ao amado que parece não perceber que seu corpo é um parque de diversões. Peça-lhe que deixe algumas gotas — não mais que isso — passearem pela língua, cobrirem o palato, aromatizarem o ar que circula pelos pulmões, liberarem seu intenso perfume. Deixe que ele respire os vapores da doçura de olhos fechados. E só depois engula.

Acredite: uma gota de licor sobre a língua pode ensinar mais sobre o prazer do que mil orgasmos apressados.

Licor de brigadeiro

Quando se fala em licor caseiro, todo mundo pensa na mistura de xarope de jabuticaba com cachaça. Fazer licor caseiro de frutas é muito fácil. Basta misturar a calda da fruta com uma bebida de teor alcoólico superior a 40° na proporção de meio a meio. Mas nesse quesito, os industrializados de boa qualidade são insuperáveis. Não dá para comparar um Grand Marnier com o licor de tangerina feito em casa. Esqueça. Deixe isso para Tia Maricotinha.

Os cremosos, no entanto, merecem uma ousadia. Entre eles, meu preferido é o de brigadeiro, a perfeita combinação da molecagem da infância com a luxúria da maturidade.

Comece fazendo um brigadeiro firme, mas não no ponto de enrolar, com o leite condensado e o cacau.

Brigadeiro deve ser a única coisa que fica melhor quando preparado no micro-ondas. Portanto, se você tiver um, misture o leite condensado com o cacau em uma tigela de vidro e leve-a ao micro-ondas, em potência média, por aproximadamente oito minutos.

Ao fim do terceiro minuto, abra a porta do micro-ondas e mexa a mistura. Repita a operação a intervalos cada vez mais curtos (de um minuto, depois de trinta segundos). Vigie para que não transborde. Caso o brigadeiro suba, não se preocupe. Mexa vigorosamente e ele voltará ao normal.

Quando estiver pronto, acrescente a água morna, mexa até dissolver e deixe descansar em temperatura ambiente até esfriar. Caso se forme uma camada de espuma na superfície, retire-a completamente com uma escumadeira.

Acrescente a vodca e mexa até obter um líquido cremoso. Cubra com filme plástico e deixe descansar por uma noite. Na manhã seguinte, retire a espuma que porventura tenha se formado. É possível que alguns resíduos tenham se depositado no fundo da tigela. Não mexa mais, eles devem ficar aí mesmo. Coe cuidadosamente o licor e guarde-o em uma garrafa esterilizada.

Sirva gelado depois da primeira trepada da tarde.

1 lata de leite condensado
3 colheres (de sopa) de cacau em pó
a medida de metade da lata de água morna
1 1/2 medida da lata de vodca

Tanta boca

Cozinho enquanto espero Fugu. Preparo folhados recheados com cogumelos.

O shitake fresco tem o cheiro da boca de um homem limpo.

Corto os cogumelos e respiro fundo. Minha boca se enche de água. É o cheiro de um beijo que invade meus sentidos.

Acompanhar as variações do hálito do amado à medida que os beijos se sucedem lembra um pouco o ritual de degustação de bebidas.

Ninguém abre uma garrafa de vinho de qualidade e entorna seu conteúdo pela goela sem prestar atenção ao que faz. Na realidade, antes mesmo de sacar a rolha, já nos dispomos à embriaguez. Deixamos que nossos sentidos se alonguem. Concentramos nossa atenção. A expectativa, por si, é uma droga poderosa.

Uma vez entornada na taça, a pequena porção de vinho transforma-se em convite ao prazer. Esvaziamos nossa mente de tudo o que possa atrapalhar a fruição do momento. Nos despreocupamos da quantidade de vinho. É melhor que seja pouca, para que haja espaço para inclinarmos a taça, deixar que a luz o atravesse e possamos observar sua cor refletida no guardanapo branco. Antes mesmo de sentir seu aroma — e muito antes de sentir seu sabor — procuramos pistas visuais do que a bebida nos promete. Um tom rosado, violáceo, sugere frescor e juventude. Quando o espectro avança para a cor da granada, surgem os mistérios, as contradições, a complexidade que só o tempo traz. Quando chega ao francamente castanho, o vinho passou do ponto. Um vinho marrom é um vinho morto.

Só depois de observar sua cor giramos o vinho na taça, para inspirar seus primeiros perfumes voláteis. Frutas vermelhas? Pimenta? Chocolate? Frutas secas?

Estamos completamente concentrados. Nossa boca se enche de água. Nada mais importa, só o vinho. Nossos sentidos se desligaram de tudo o que não esteja na taça. Nosso corpo é só desejo.

Essa é a hora de experimentar o primeiro gole. Respirar, absorver seu perfume, seu sabor. Dar uma pausa. E depois, voltar a girar a taça, e perceber como os poucos minutos passados modificaram a bebida.

O vinho é um corpo vivo. Nos relacionamos com ele. E sabemos que nosso prazer será tão mais intenso quanto mais conseguirmos deixá-lo despertar nossos sentidos.

Lentamente.

Às vezes me pergunto por que as pessoas não conseguem fazer sexo como quem toma vinho. Por que não desfrutar o corpo do amante com a mesma sede de prazer? Por que não observar suas nuances de aroma, de sabor, de textura?

Me perco em divagações enquanto preparo o creme para o recheio dos folhados. Pico o alho, separo o vinho, misturo as ervas, ponho o bacon para derreter.

Nuvens de perfume saem da panela. É como se o ar virasse um beijo de Fugu. Um beijo depois de um gole de vinho.

Preciso inundar a casa com o cheiro da boca do meu amado para não morrer de saudades.

Folhado de shitake

Corte o shitake em fatias finas e mergulhe-as em vinho tinto até que absorvam um pouco do líquido.

Parta o bacon ou o toucinho defumado em pedaços bem pequenos e leve-os ao fogo baixo para que liberem a gordura. Mexa de vez em quando. Preste atenção, não deixe queimar.

Se preferir um prato menos calórico, escorra a gordura e a substitua por azeite. Eu sigo sem medo de ser feliz. Reserve os pedacinhos de bacon. Refogue o alho na gordura ou no azeite e, em seguida, jogue o shitake escorrido. Refogue bem. Adicione o resto de vinho que ficou na tigela e o shoyu e mexa até que esteja quase evaporado.

Acrescente as ervas e o sal.

Deixe que amorne e passe metade da mistura pelo processador, com cuidado para que não se transforme em uma pasta. Não é isso que queremos e sim um efeito semelhante ao da carne moída.

Devolva o shitake processado à panela, acrescente o creme de leite, o bacon e as passas, corrija o sal e tempere com pimenta-do-reino.

Deixe esfriar completamente antes de rechear a massa folhada.

Pincele cada folhado com o ovo batido e leve ao forno pré-aquecido até dourar.

Como muitos pratos, o creme de shitake fica mais gostoso no dia seguinte. Prepare o recheio à noite, antes de dormir, para sonhar com beijos intermináveis.

250g de shitake fresco fatiado

50g de bacon ou toucinho defumado magro cortado em quadradinhos

1 colher (de sopa) de ervas (orégano, alecrim e manjerona secos)

1 dente de alho bem grande ou 2 pequenos

1 colher (de sopa) de molho shoyo

100ml de vinho tinto de boa qualidade

1 colher (de sopa) de passas

1/2 lata de creme de leite ou 100ml de creme de leite fresco

1 ovo batido

sal e pimenta-do-reino moída na hora a gosto

1 pacote de massa folhada semipronta

O BROTO VIVO

O DIABO ESTÁ NOS DETALHES, diziam nossas avós. É sempre ali, nos interstícios do corpo, entre uma palavra e outra, entre dobras de carne, entre células, que explode o lado imprevisível da vida.

Se eu dividisse os organismos vivos em duas colunas, a dos angélicos e a dos diabólicos, o clitóris e as leveduras ficariam no topo da segunda e dane-se a ciência.

Das formas de vida microscópicas, a levedura é uma das mais fascinantes. Aliás, as leveduras — no plural, para ser mais exata —, já que existem mais de 350 espécies conhecidas. A maioria, porém, está dispersa pela natureza e não se relaciona com os homens — e aqui não vai nenhuma insinuação de semelhança com o clitóris. Mas, de volta às leveduras, há uma que me interessa especialmente. É a que atende pelo nome vulgar, a que conhecemos por levedura mesmo, empregada no processo de fermentação que tantas delícias nos dá, como o vinho, a cerveja e o pão quentinho e crocante. Os cientistas a chamam de *Saccharomyces cereviseae* e vou apelidá-la de Saccha.

Saccha é esperta. Suas enzimas ajudam as células a extraírem oxigênio de quase qualquer amido ou açúcar que esteja passando pela vizinhança e a transformá-lo em álcool e gás carbônico. É essa habilidade que transmuta uva em vinho e farinha molhada em pão. Mas o mais incrível é a capacidade que seus cromossomas possuem para se transmutarem de acordo com as condições de sobrevivência do ambiente. Dependendo da quantidade de alimento presente, Saccha é capaz de se adaptar para se reproduzir de forma sexuada ou não. Se tiver açúcar ou amido por perto, ela é sexuada. Caso contrário, não morre por isso. Produz fartas colônias do mesmo jeito.

Assim como as populações de leveduras tiram sua força de quase nada, o clitóris produz prazer. Basta-lhe o toque de uma ponta de dedo e a convocação de potentes exércitos da fantasia para que o orgasmo produza sua implosão.

Os gatinhos famintos de Vargas Llosa, a lembrança guardada da adolescência, o Bolero de Ravel, a gargantilha gelada escorrendo pelo colo da personagem de Nicholas Baker, o cheiro de mangas quentes à beira do Riacho Doce, o toque do padre Amaro na mão de Amparo, o contato da pele das coxas de O com o couro do assento do carro, os gansos selvagens de Crepax, a toalha felpuda sobre os seios de Emanuelle, o olinho que Lory Lamb deixa o tio passar na sua boceta, a letra do funk safado que vem da favela, a olhada que o ascensorista gruda na sua bunda, o calor que emana do braço do estranho que dorme a seu lado no avião, o silêncio repentino no meio de um telefonema de trabalho, o John Donne traduzido com malícia, tudo junto, tudo ao mesmo tempo.

Em condições de fome de amor, o clitóris consegue condensar um universo delirante em uma área que mal cobre um milímetro quadrado. E não se trata sequer de um território bem delimitado. Onde se esconde a porta para tal universo? A distância que separa o êxtase do franco incômodo, quando não da dor, pode ser medida em nanômetros.

Nada disso, no entanto, é problema nos estágios de carestia amorosa. Se dedo e clitóris pertencem à mesma pessoa, o toque, a pressão, a velocidade, tudo se ajusta em delicioso conluio com o cérebro. Regida pelo mesmo maestro, toda dissonância se dilui em arte. Cordões invisíveis atravessam nosso tronco, uma ponta entre as pernas, outra no alto da cabeça, e se tensionam de tal maneira que, no fim, um único acorde faz o corpo explodir num vibratto divino.

No entanto, tudo se modifica em presença alheia. Nem todo amor e paixão do mundo são capazes de fazer o clitóris se comportar direito na presença de visitas. O diabo mora no detalhe, o diabo mora no clitóris. E diverte-se em fazer o prazer migrar, arrefecer aqui para se concentrar ali, transformando a área de rarefeitos milímetros quadrados em vasto território.

Na presença do amante, a distância que separa o orgasmo da frustração pode ser menor do que uma única levedura.

Antes de tachar o amado de inepto, no entanto, é preciso reconhecer que fomos presenteadas pela natureza com o mais ambíguo dos órgãos. Se, por um lado, ele possui o talento adaptativo das leveduras, por outro, pode se comportar como uma pedra de sal.

Só quem compreende o desamparo do homem diante do clitóris é a mulher que já foi para a cama com outra mulher.

De repente, toda a sabedoria desenvolvida com o seu próprio corpo é devolvida à estaca zero. Aquilo que lhe dá prazer é desconfortável para a outra. O grelo foge; numa hora a parceira suspira, no segundo seguinte, desloca as ancas em franco desagrado. O tempo vai passando e você simplesmente não sabe mais o que fazer.

Foi transando com mulheres que aprendi a ter carinho pela falta de jeito masculina. Se não ajudarmos, nada vai funcionar.

Por outro lado, foi transando com Fugu que descobri a chave para abrir meu corpo ao comando de outra pessoa. Não adianta esperar que o amado nos toque como nós o faríamos. Isso não existe.

Com Fugu, aprendi o abandono. Aprendi a ter orgasmos em série pelo simples fato de não esperar orgasmo nenhum. Uma vez que ele compreendeu o mecanismo básico do meu deleite — porque eu contei —, deixei-me simplesmente ser acariciada.

Fugu me ensinou o prazer de estar despossuída do meu saber. O prazer da surpresa. Sou acarinhada de uma maneira como eu mesma jamais faria. E, quando tento reproduzir a mágica de seus dedos, nada acontece.

Fugu é lento e preguiçoso. Gosta de ver como o grelo desabrocha, como a semente germina, como a textura da boceta muda ao comando de seu toque. Ele não tenta provocar um orgasmo, mas apenas me ver arquejante, pedindo para que assuma um controle que não pretende ter. Quanto mais me debato, mais lento ele se torna. Até que, do mais agradável desespero, do nada mais absoluto, de uma única célula oculta, faça-se a vida. Toda a matéria da qual sou feita se condensa em um único ponto e, dali, explode com a força inaugural de um universo.

É assim que os deuses criam seus mundos, mas Fugu é um deus abusado. Ao observar a primeira explosão, prossegue paciente sua construção de galáxias. De tão leve o seu toque, meu corpo não se retrai. Pelo contrário.

É verdade que o clitóris consegue condensar imensos territórios em poucos milímetros. Mas também é verdade que tem a capacidade de se desdobrar em novos planos.

Como se tocado pelo efeito de uma colônia de leveduras, meu corpo produz tantos orgasmos quanto bolhas. Me transformo no pão de cada dia, no vinho de uma ceia profana, na cerveja de uma bacanal. Sou uma constelação efervescente e fértil. Em meio a tanta festa, grito feliz.

Pão caseiro

Alguém já deve ter lhe dito que o segredo para obter um bom pão é ter braços fortes. A boa massa precisa ser sovada. Isso é mais ou menos como pedir a seu namorado que funcione como um vibrador. Ele vai se esforçar, mas o resultado jamais será o que você espera.

Portanto, se você não for uma profissional da panificação, lembre-se de que máquinas existem para fazer aquilo que é impossível para leigos. Trocando em miúdos, se tiver um processador ou uma batedeira para massas, use-os.

Inicie botando todos os ingredientes no processador. Ligue-o e deixe-o trabalhar até obter uma bola de massa. É rápido. Coisa de dois minutos.

Passe a bola de massa para uma superfície polvilhada com farinha e, aí sim, trabalhe-a. Não tenha dó. Sove-a até perceber que está muito macia, mas ainda um pouco grudenta. Se não obtiver esse efeito, acrescente um pouco mais de água gelada.

Ponha a massa em uma tigela grande e enfarinhada, cubra-a com um pano limpo e úmido e deixe-a descansar, em local distante de correntes de ar, por aproximadamente uma hora. Nesse meio-tempo as leveduras farão seu trabalho. Formarão bolhas de gás carbônico que duplicarão o tamanho da massa, tornando-a leve e aerada.

Ao fim desse tempo, devolva-a para a superfície polvilhada com farinha e, com os punhos, amasse-a até que retorne ao tamanho original. Volte a formar uma bola, coloque-a no tabuleiro onde vai assá-la, cubra-o novamente com um pano úmido e deixe descansar por mais uma hora. Pura provocação com as leveduras, que vão adorar a brincadeira e voltarão a formar bolhas que tornarão seu pão levinho e macio.

Nesse meio-tempo, o forno já deve estar pré-aquecido na temperatura máxima. É para estar quente mesmo. Leve a massa ao forno e, antes de fechá-lo, despeje uma pequena quantidade de água bem gelada no chão do forno, a chapa que recobre os queimadores. Essa operação vai provocar uma nuvem de vapor. Feche a porta do forno antes que ela se dissipe. Reduza a temperatura para 220º C.

Vigie, mas quem vai dar o ponto é o seu nariz. Na hora certa, a casa é tomada por um irresistível cheiro de pão fresco.

É o perfume das leveduras, é o cheiro da boca de um homem apaixonado.

Respire fundo.

E faça um sanduíche em homenagem ao amado.

———

1 / 2 kg de farinha de trigo
1 envelope de fermento biológico seco
3 colheres (de sopa) de azeite
água gelada (± 300ml)
10g de sal

———

A BIBLIOTECA SECRETA

Uma das expressões que mais me fascina nos profissionais da gastronomia é a *biblioteca de sabores*. Designa a capacidade que o corpo possui de guardar sensações na memória e de usá-las mais tarde em outras situações.

O cozinheiro profissional consegue compor novas receitas sem nem sequer tocar nos ingredientes. Ele traz dentro de si tudo o que precisa saber. Produz uma obra-prima a partir de lembranças.

Tenho algumas receitas imaginadas a partir de minha biblioteca sensorial. Nunca as experimentei.

A maioria envolve maçãs.

Em uma delas, misturo fatias finas da fruta com conhaque, baunilha, açúcar impalpável e canela. Deixo marinar, escorro bem e depois simplesmente disponho as fatias sobre lâminas de massa folhada e levo ao forno. Quando estão douradas, sirvo com sorvete.

Em outra, combino as maçãs fatiadas com açúcar, casca de limão ralada e alecrim. Levo ao fogo baixíssimo em panela tampada, com um pingo de água no fundo para não queimar. Sirvo o doce gelado, acompanhado de uma colherada farta de creme inglês. Ou talvez com creme de caramelo, que combina divinamente com o perfume das maçãs em calda cítrica.

Essas memórias têm endereço certo. Quando criança, sempre que ficava doente e precisava tomar uma injeção de benzetacil — um tratamento terrivelmente doloroso — ganhava em seguida uma maçã assada com sorvete. Ou um pudim de leite. Era assim que se curavam as dores em minha casa. Alimento farto para minha biblioteca de sensações de alívio. Maçãs e caramelo até hoje amenizam todos os machucados de minha alma.

Meu catálogo secreto não abriga apenas sabores. Entram aí também texturas, a temperatura do alimento, o aroma inconfundível que vem da cozinha e informa que alguém se preocupa com nosso bem-estar.

Relações duradouras têm o mesmo condão. Acrescentam novas sensações a nossa biblioteca amorosa de tal maneira que, depois de algum tempo, a ocupam quase que por completo. Onde termina meu corpo e começa o de Fugu? A ideia de que somos um só não é desprovida de sentido. Os corpos realmente se misturam. Já há células de Fugu inscritas em meus ossos. Assimilamos um ao outro e criamos um novo ser erótico, que só pode ser conjurado por nós dois.

Receita jamais testada de tigelinha de maçã

Maçãs têm um problema. Um problema delicioso, diga-se a bem da verdade. Ao mesmo tempo que possuem sabor e aroma marcantes, combinam com uma variedade tão grande de ervas, temperos e acompanhamentos que nunca sei por onde começar.

Na dúvida — e as maçãs são o fruto do pecado justamente por nos botarem sempre em dúvida —, imagino uma tigelinha.

Só imagino, mas não faço — e fico feliz só por ter tido a ideia. Me lambuzo com suas múltiplas possibilidades.

Agora me diz, não é um pecado? E agora me diz de novo, as relações amorosas não têm em seu DNA a mesma possibilidade de surpresa?

Então, um dia, combino maçãs cortadinhas com nozes, baunilha, conhaque e açúcar. Uma pitada de canela? Pode ser. Talvez melhor casca de limão ralada. Também pode ser. Ou parto para o exotismo? Alecrim? Anis estrelado? Um toque de Grand Marnier?

Seja como for, pegue uma tigelinha do tipo ramequim, previamente untada, e ponha dentro dela sua própria combinação. Cubra com uma farofa. De restos de bolo, de pão amanhecido ralado misturado com açúcar, de açúcar com canela, de biscoito esmigalhado com manteiga, use sua história. Use sua biblioteca de sabores.

Leve os ramequins ao forno até que a maçãs fiquem macias e a cobertura, crocante.

Sirva quente, acompanhado por uma bola de sorvete. Que pode ser de baunilha, de canela, de gengibre, quem vai saber?

A tigelinha de maçã faz parte das receitas individuais.

Tem a ver com nossa vida pregressa, com nossos pecados de estimação, com o desenvolvimento de nossos gostos.

E, no fim das contas, talvez nem precise levar maçãs.

Por entre os segundos do relógio

Sonhei com o desejo.

A tarde mal começava a cair, mas a iluminação pública já fora acesa. Lua, estrelas, lâmpadas e céu ainda claro. A rua era um pleonasmo iluminado e um ar de festa corria junto com o vento morno.

Vi uma carrocinha metálica, mas não vendia pipoca e sim doces. Solares, redondos, brilhantes, muitos. Uma quantidade inacreditável de caramelados formava desenhos atrás do vidro. Pirâmides, amontoados, blocos, fractais. De longe, o conjunto faiscava.

Comprei um. Desembrulhei o celofane transparente e cravei os dentes na esfera dourada. Primeiro, fui tomada pela baunilha, que formava nuvens amorosas e me fazia sorrir por dentro. Mas a primeira mordida não se deixava engolir, ficava passeando pela língua, se expandia na boca, era uma delícia que não alimentava.

O doce me beijava.

Quanto mais eu mordia, mais o doce virava beijo.

Em vez de se deixar possuir, tomava posse de meus sentidos. Agora, tinha um sabor levemente ácido, como a boca de um homem, e amolecia minha nuca de um jeito que fazia minha cabeça pender para trás.

Eu não queria acordar, não queria comer o doce, não queria mais nada, só me deixar ficar ali, paralisada na teia do desejo.

Doces de ovos caramelados

Passe as gemas por uma peneira e ponha-as em uma panela com o açúcar, a manteiga e a essência de baunilha. Leve ao fogo brando, mexendo bem até que a mistura solte do fundo. Espere esfriar e enrole em forma de bolinhas. Reserve na geladeira.

Calda para caramelar:
Numa panela, coloque o açúcar, o karo, a água e o vinagre de vinho branco e misture com uma colher. Leve ao fogo médio e cozinhe, sem mexer, até que esteja dourado e no ponto de fio. Espete os docinhos bem gelados em palitos de dente e banhe no caramelo, escorrendo todo o excesso da calda. Deite os doces caramelados numa superfície de inox ou alumínio para secar, antes de embalar. Embrulhe em papel celofane transparente.

Faça pilhas douradas e ofereça ao seu amor.

Para a massa:
14 gemas ou 200g
o mesmo peso das gemas em açúcar
50g de manteiga
1/2 colher (de chá) de essência de baunilha

Calda para caramelar:

150g de açúcar

120g de karo

100g de água

15ml de vinagre de vinho branco

A NOTA AZUL

É PRECISO TERMOS PASSADO por muitas paixões para reconhecer aquela que é preciosa. E quando estamos diante de uma experiência singular, quando olhamos para trás e não encontramos nada parecido, em vez de lamentar a fragilidade da vida, que mais cedo ou mais tarde vai nos tirar aquilo, inventamos truques para expandir o tempo.

O que amplia por dentro o tempo dos amantes é a devoção — o culto individual que dedicamos um ao outro.

A paixão persistente cria em nós um corpo absoluto, fenômeno similar ao ouvido absoluto dos músicos. Trata-se de um ato de cognição, alimentado pela memória. O outro absorve nossa atenção de tal maneira que, sem nos darmos conta, registramos todas as nuances que seu corpo é capaz de produzir. Mínimas alterações de tom da voz, temperatura corporal, grau de umidade da pele, aromas, sabores.

Estive consciente de tal milagre a cada instante que Fugu e eu passamos juntos. Paradoxalmente, cada minuto de felicidade foi absorvido com tanta intensidade que trazia em si a consciência de sua finitude. Era como se eu escutasse pela primeira vez uma nota azul.

Para os músicos, a nota azul seria aquela capaz de fascinar o ouvinte, de prendê-lo à música. A ideia foi desenvolvida pelo psicanalista francês Alain Didier-Weill de uma forma tão encantadora que não consigo deixar de citá-la.

Didier-Weill fala de uma emoção que "nos acertará na mosca e devolverá ao estado de gozo e será, sem jamais ser monótona, sempre a mesma". Ela nos marca de tal maneira que seremos eternamente dependentes de seu som. Esse estado de gozo, no entanto, depende da presença material de suas ondas sonoras. Não é possível reter em nós o efeito que ela produz.

É como o beijo do amante muito amado. O prazer que ele nos dá imediatamente nos escapa. É impossível mantê-lo aprisionado.

Fugu é (foi) minha nota azul. Cada segundo passado com ele me trouxe o lamento de sua fugacidade — sem o inevitável trocadilho. A única maneira de torná-lo eterno seria repetir cada beijo, tornar a conjurar a bolha de felicidade que mal havíamos aprendido a produzir.

Mas haveria o dia.

Sim, haverá o dia.

Um dia.

Em que ele recusará um beijo meu. E o silêncio provocado por esse gesto me levará a uma sensação próxima do aniquilamento.

Hoje sei que a expressão "silêncio mortal" só pode ter sido originada pela ausência da nota azul.

E ela me deixará uma marca tão intensa que aprenderei a chamá-la de desejo.

E será ela que me moverá na busca de um novo amor.

Sim, porque também haverá um dia.

Um dia.

Em que um novo amante entrará em minha vida.

E precisarei providenciar espaços vazios para recebê-lo.

Um novo namorado é sempre um catálogo desconhecido que se apresenta.

O primeiro toque trará uma incômoda sensação de abismo. Nossas mãos ignoram o futuro. Buscam o que conhecem. E avisam à alma: não sei onde estou. O nariz acompanha as indagações: que cheiro é esse? O novo amado será um corpo dissonante diretamente jogado na corrente sanguínea.

Nessa hora, serei movida pelo selo que marcou todos os meus sentidos. A busca da nota azul.

Será ela que me fará romper a barreira da estranheza, que me levará a querer devorar a possibilidade de paixão que se apresenta, abrir as veias e dizer: vem, meu novo amor, porque depois dos cinquenta não há mais tempo para não sermos eternos.

A receita impossível

Não existem alimentos azuis. Nem mesmo as blueberries, que são roxinhas. O milho azul mexicano não é azul. E alguns fungos, empregados na fabricação dos *fromages bleus*, estão mais para o esverdeado.

Não dá para comer o céu, nem a terra, nem os oceanos.

Na impossibilidade de devorar o mundo, objetivo declarado de todo glutão, nos alimentaremos com beijos.

Até que a morte nos separe.

Do desejo.

Editora Responsável
Janaína Senna

Produção
Adriana Torres
Ana Carla Sousa

Produção editorial
Rachel Rimas

Revisão
Mariana Oliveira

Projeto gráfico e diagramação
Priscila Cardoso

Este livro foi impresso no Rio de Janeiro, em outubro de 2011,
pela Edigráfica, para a Editora Nova Fronteira.
A fonte usada no miolo é Perpetua e Pristina, corpo 12/16.
O papel do miolo é chambril avena 80g/m², e o da capa é cartão 250g/m².